健康心理学基礎シリーズ
②

健康心理アセスメント概論

日本健康心理学会 編

実務教育出版

カバーデザイン──道吉　剛・辻村亜紀子
Cover Design by Michiyoshi Design Laboratory Inc. 2002

シリーズ刊行にあたって

　新しい世紀を迎えて，心理学の世界にも大きな変化が生じている。それは病人の問題，あるいは病理の発見に集中する学問的姿勢の改革である。人間のネガティブな側面よりもポジティブな側面へ視点を移し，またホリスティックな立場に立って，"うつ"といった傾向ではなく，人間そのものの自主的，主体的な活動に関心を向ける時代になった。健康心理学はその立場に立って，原理と方法を着実に展開している。

　2000年の初めに"心理学"の国際版として，国際心理学連合（The International Union of Psychological Science）の手により，初めて，新しい「心理学のテキスト」が刊行された。また2001年には，健康心理学国際委員会によって『健康心理学ハンドブック』が出版されている。その主要な特徴は人間主義の立場が鮮明に主張されている点である。

　21世紀の心理学のモデル的ハンドブックの主旨に合わせ，また日本文化の中で生きている"人"という視点も加えて，今回日本健康心理学会創立15周年記念事業の一環として，4部門の「健康心理学基礎シリーズ」を公刊することとなった。すなわち，健康心理学概論，健康心理アセスメント概論，健康心理カウンセリング概論，健康教育概論の4巻である。

　日本健康心理学会は，これまで『健康心理学辞典』の編集，健康心理士認定制度の実施，各大学の新設学科・大学院の健康心理学カリキュラム設定への援助などを行ってきたが，これらの経験や健康心理学関係者の意見から，健康心理学の基本となるテキストの必要性を痛感してきた。このたびの「健康心理学基礎シリーズ」の刊行は，健康心理学をより広く発展させるために，また学会の基本的役割として社会的要請に対応しようとするものである。

新しい人間主義的立場から，またポジティブな視点から，変化の激しい時代に"人"が健康で幸せな人生をおくるための"健康心理学"の原理と方法を明確にまた具体的にこのシリーズが解明している。われわれの学会が中心となり第一線の研究者の協力を得て，このシリーズが刊行されることになったことは，健康心理学の歴史に輝かしい道標を打ち建てることになるものと確信している。

日本健康心理学会
理事長　**本明　寛**

編集責任者のまえがき

　本書は，日本健康心理学会が創立15周年記念事業の一環として企画した「健康心理学基礎シリーズ」の第2巻である。健康心理学は新しい学問分野であり，とりわけ健康心理アセスメントは発展途上の分野であるだけに一巻の書物にまとめられているものは少ない。したがって，本書は健康心理学の研究者や実践家に用いられている方法をさまざまな文献から広く網羅する方針を取った。

　本書の内容を要約すると，アセスメントの基礎理論の解説，健康心理学固有の方法の概観，さらにアセスメント活用にあたっての留意点や倫理的問題の説明という3つの部分に分けることができよう。

　まず，健康心理アセスメントの基礎となる測定や調査の方法論は心理測定や社会調査法などに共通するものである。その方法論を理解するならば，アセスメントの必要条件を守ってこれらを適切に利用することができるであろう。したがって，健康心理学をこれから学ぼうと志す学習者が基礎的方法論に習熟するならば，アセスメントの誤用や乱用を避けられるという意味において非常に役立つであろう。

　次に，現在の健康心理アセスメントには，従来さまざまな分野で発展してきた種々の方法が展開している。たとえば，人格心理学で発達した人格検査，臨床心理学で展開してきた投影法，社会学や社会心理学で発展してきた社会調査の手法などがそれである。さらに，従来になかった新しい領域では伝統的方法を統合した形で生活態度やQOLの測定などが試みられている。本書の中には十分実績をもった標準テストばかりでなく，現在開発途上にある検査や尺度も多数紹介されている。

　それらの方法が，学校，職場，福祉，保健などの領域で実際にどう活用されているかを具体的に説明されているのが本書の特色である。読者は本書によって健康心理アセスメントの現状を知ることができる

ばかりでなく，自分が研究あるいは実践しようとするテーマに役立つ方法を工夫する手掛かりを捜し出すこともできるであろう。

「健康心理学基礎シリーズ」の『健康心理学概論』を一通り学んで，これから健康心理カウンセリングや健康教育に進もうとする学習者は，カウンセリングや教育プログラムの前後に行われる診断，予備的アセスメント，効果判定などの際に健康心理アセスメントとして学習した方法を利用する機会があるであろう。そのような実践的場面においては，実施条件と対象者に対する配慮および総合的倫理的判断が必要不可欠となる。このことは健康心理アセスメントに限られているわけではなく，あらゆる実践的分野に共通することではあるが，心得ておくべきことである。

本書は健康心理学を学ぶ学部学生を中心として，医療・看護，福祉等の関係者を対象とした入門書として企画された。しかし，一部には入門書の域を越えた箇所や適切な例が見当たらないために方法そのものを割愛するなど，全体の調整が必ずしも十分でなかったことをお詫びしたい。

そのような点があるにせよ，本書に続いて刊行が予定されている第3巻『健康心理カウンセリング概論』と第4巻『健康教育概論』が完結するならば，健康心理学の専門学科の学生にとって，わが国最初の教科書シリーズとなり，学習に役立つものとなるであろう。

企画から出版まで期間が短かったため執筆者各位には多大のご苦労をお掛けしたにもかかわらず，快くご協力いただいたことに心から感謝するとともに，編集・出版に協力を惜しまれなかった実務教育出版の関係者に深く感謝する次第である。

2002年4月

編集委員　肥田野　直
　　　　　織田正美

目　次

シリーズ刊行にあたって/i
編集責任者のまえがき/iii

第1章　アセスメントの意義と役割 ―――――3
　1　健康心理アセスメントとは/3
　2　アセスメントの意義と役割/4
　〈topics〉アラメダ郡研究/10

第2章　アセスメントのターゲット ―――――11
　1　健康心理学の目標と活動分野/11
　2　健康心理学の活動領域とアセスメント/13
　3　生物心理社会的アセスメント/16
　4　生涯発達心理学的な視点によるアセスメント/21
　5　医療場面におけるアセスメント/27
　6　職場におけるアセスメント/29
　7　女性の健康心理学/30
　〈topics〉心臓リハビリテーション患者のセルフエフィカシー/35

第3章　アセスメントの方法 ―――――37
　1　面接法/37
　　1　面接(法)の種類
　2　観察法/41
　3　質問紙法/45
　4　検査法/48
　5　心理生理学的測定/49
　6　調　査/53
　〈topics〉ストレスチェックリスト/58

第4章　アセスメント法の必要条件 ―――――61
　1　信頼性/62

2　妥当性/64
　　3　基準(標準化)/67
　　4　実用性(費用対効果)/69
　〈topics〉妥当性尺度/71

第5章　アセスメントの留意点 ―――――――――73
　1　心理アセスメントの展開と健康心理学/73
　2　選択およびバッテリー構成上の留意点/80
　3　実施上の留意点/82
　4　採点上の留意点/84
　5　解釈・評価・診断上の留意点/84
　〈topics〉偏差値の功罪/87

第6章　「パーソナリティ」のアセスメントの種類と活用 ―――89
　1　「パーソナリティ」のアセスメント/89
　　1　パーソナリティの定義
　　2　パーソナリティをアセスメントするとは
　　3　健康心理学におけるパーソナリティのアセスメント
　　4　質問紙法の検査
　　5　投影法の検査
　　6　その他の検査
　2　「健康度・健康観」のアセスメント/96
　　1　健康度のアセスメント
　　2　健康観のアセスメント
　3　「QOL」のアセスメント/101
　　1　QOLとは何か
　　2　QOLアセスメント
　　3　QOLアセスメントの課題と展望
　4　「タイプA」のアセスメント/106
　　1　タイプAとは何か
　　2　「タイプA」研究の流れ
　　3　欧米で開発された判定法
　　4　日本で開発された判定法

〈topics〉あなたはオプティミストかペシミストか/112

第7章　「ストレスと情動」のアセスメントの種類と活用 ―― 115
　1　「ストレッサー」のアセスメント/115
　　1　ストレッサーの定義
　　2　ストレッサー測定上の問題点
　　3　ストレッサーの調査票
　2　「ストレスコーピング」のアセスメント/126
　　1　非行少年・犯罪者のコーピングスキル
　　2　非行・犯罪臨床におけるコーピングスキルの評定
　　3　非行・犯罪とコーピング
　3　「バーンアウト」のアセスメント/135
　　1　バーンアウトの定義と主な症状
　　2　バーンアウトの測定
　4　「不安,怒り,神経症傾向」のアセスメント/137
　5　「気分(抑うつ,など)」のアセスメント/140
　　1　観察・面接におけるアセスメント
　　2　心理テストによるアセスメント
　6　「痛み」の測定/143
　　1　痛みの概念
　　2　痛みの測定
　　3　痛いか痛くないか
　〈topics〉看護の視点で病気をみつめる/153

第8章　「生活態度・習慣」のアセスメントの種類と活用 ―― 155
　1　「ライフスタイル」のアセスメント/155
　　1　ライフスタイルとは何か
　2　「食行動」のアセスメント/158
　　1　食行動にまつわる健康問題の現状
　　2　食行動関連のアセスメントのハンドブック
　　3　食行動に関連する要因のアセスメント法
　　4　外見への態度やイメージのアセスメント法
　　5　食行動そのもののアセスメント法

6　食行動の問題の介入に関連するアセスメント法
　　　7　食行動アセスメントの課題
　　3　「リスク行動」のアセスメント/164
　　　1　リスク行動とは何か
　　　2　リスク行動のアセスメント
　　　3　リスク行動の関連要因についてのアセスメント
　〈topics〉エルスバーグの壺――ひとの確率判断/170

第9章　「社会関係」のアセスメントの種類と活用 ─────173
　　1　「ソーシャルサポート」のアセスメント/173
　　　1　ソーシャルサポート・アセスメントの意義
　　　2　ソーシャルサポート・アセスメントの範囲
　　　3　介入実践におけるアセスメント例
　　　4　理論的・実証的研究における測定
　　2　「人間関係」のアセスメント/176
　　　1　愛情の関係スケール(ARS)
　　　2　絵画愛情の関係テスト(PART)
　　3　「社会的スキル」のアセスメント/181
　　　1　社会的スキルとメンタルヘルス，問題行動
　　　2　社会的スキルのアセスメント
　〈topics〉WHOのICD-10/189

第10章　アセスメントにおける倫理的諸問題 ─────191
　　1　健康心理アセスメントの倫理的問題/191
　　2　健康心理アセスメントに携わる者の倫理的課題/193
　〈topics〉プラシーボ効果/200

索引/201

編集責任者

肥田野 直（東京大学名誉教授）
織田 正美（早稲田大学名誉教授）

執筆者（執筆順）

織田 正美（早稲田大学名誉教授）　第1章，第10章
折原 茂樹（国士舘大学教授）　第1章トピックス，第3章トピックス
余語 真夫（同志社大学教授）　第2章
岡 浩一朗（早稲田大学教授）　第2章トピックス
濱　治世　第3章
浅井 邦二（早稲田大学名誉教授）　第4章
篠﨑 信之（東洋大学教授）　第4章トピックス
黒岩　誠（明星大学教授）　第5章
岸　学（東京学芸大学教授）　第5章トピックス
遠藤 公久（日本赤十字看護大学教授）　第6章1
堀毛 裕子（東北学院大学教授）　第6章2
大木 桃代（文教大学教授）　第6章3
桃生 寛和（福島労災病院元部長）　第6章4
岡本 香奈（レディースメンタルクリニック・カナリア院長）　第6章4
戸ヶ崎 泰子（宮崎大学准教授）　第6章トピックス
八尋 華那雄（中京大学教授）　第7章1
大野 太郎（関西福祉科学大学教授）　第7章2
上野 徳美（大分大学教授）　第7章3
重久　剛（東京家政学院大学元教授）　第7章4
山本 晴義（横浜労災病院勤労者メンタルヘルスセンター長）　第7章5
山中 祥男（上智大学名誉教授）　第7章6
津田 茂子（茨城キリスト教大学教授）　第7章トピックス
嶋田 洋徳（早稲田大学教授）　第8章1
島井 哲志（日本赤十字豊田看護大学教授）　第8章2
渡邉 正樹（東京学芸大学教授）　第8章3

斎藤聖子（大学評価・学位授与機構准教授）　第8章トピックス
田中共子（岡山大学教授）　第9章1
髙橋惠子（聖心女子大学名誉教授）　第9章2
岡安孝弘（明治大学教授）　第9章3
長田久雄（桜美林大学大学院教授）　第9章トピックス
安藤孝敏（横浜国立大学教授）　第10章トピックス

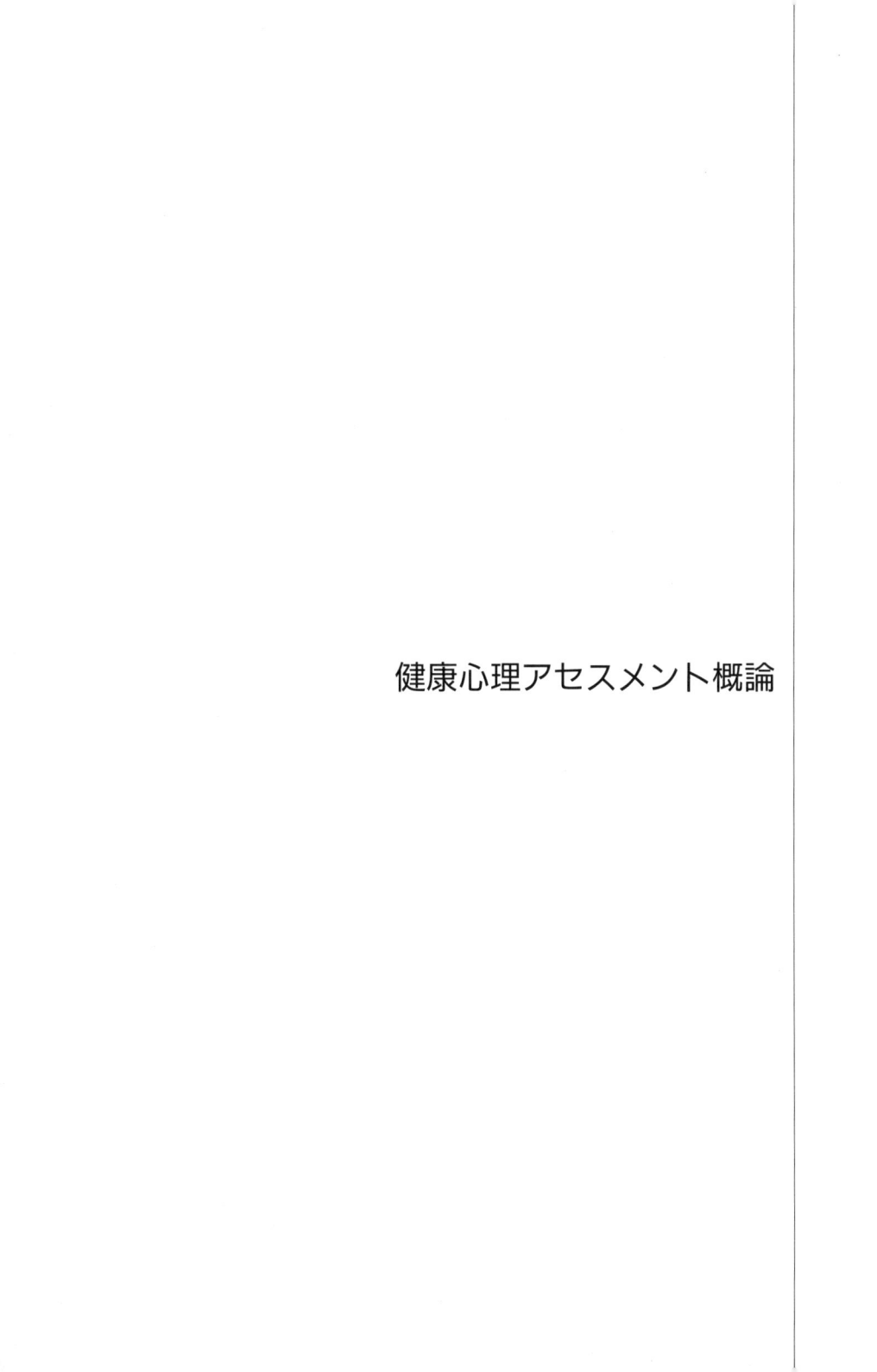

健康心理アセスメント概論

第1章
アセスメントの意義と役割

1 健康心理アセスメントとは

　健康心理アセスメントとは，健康心理学で用いられるさまざまなアセスメントの方法を総称するもので，第3章で詳述されるように，面接法，観察法，心理検査法，心理生理学的測定，調査などが含まれる。問題となる対象(者)のさまざまな特徴や属性，生育歴，環境条件などを科学的，客観的に評価し，査定する方法をいう。
　ところで，アセスメント（assessment）ということばは人格診断法や心理検査法とよく似た内容で用いられることが多いが，本来はもっと幅広く，多面的，多角的，総合的に対象(者)のさまざまな特徴を評価し，診断するという点に意味がある（第2章参照）。
　アセスメントということばは第二次大戦のときにアメリカの戦略局（US Office of Strategic Service：OSS）が過酷な特殊任務を行う情報部員の選抜方法として用いられたことが1つのきっかけとなった。数日間，きびしい条件下で集団生活をさせ，その過程の中で面接や観察など，さまざまな方法を用いて過酷な特殊任務に耐えうるか否かを

総合的に判定したのである。以来アセスメント法は単なる心理検査法や人格診断の一方法とは異なり，一定の目標を達成する可能性を予測するための評価の方法を意味するようになった。アセスメントのもっとも重要なポイントは，対象(者)を多面的，総合的，全人的にみるという点にある。

わが国でも宇宙開発事業団が宇宙飛行士の候補者の選抜を行っているが，この選抜方法もアセスメント法の1つの例としてあげることができる。数百名の応募者を1か所に集めて心理検査，心理面接，精神医学面接，医学的検査など，さまざまな方法を数日間かけて実施し，最終的に宇宙飛行士として適性のある者を数名選ぶのである。選ばれた候補者はアメリカのNASAへ送られ，さらに過酷な訓練を長期間にわたって経験し，宇宙飛行士となるのである。

アセスメント法は心理検査法と同義に用いられることもあるが，この方法がとくに心身の健康が問題となる対象者の資質や特徴，あるいはその生育歴や環境条件などの査定に関わるとき，これを健康心理アセスメントという。したがって，健康教育や介入(intervention)に関するプログラムの効果，ライフスタイルの改善のためのプログラムなどの効果の評価も健康心理アセスメントの重要な役割となろう。

2　アセスメントの意義と役割

健康心理アセスメントの意義については，次の4つをあげることができる。とくに「科学性」は健康心理学という科学的な学問におけるアセスメント法の特質を示すものとしてきわめて重要である。

とくにこの節では，人格アセスメント，パーソナリティのアセスメント法としての心理検査法，人格診断法を想定して，その意義と役割を考えてみよう。

情報性

　情報性とは個人あるいは集団に関するさまざまな情報を確保することである。たとえば，対象者についてのIQが「130」であるとか，不安の得点やストレス度が5段階で「5」できわめて高い，というように個人の心理的特性についての客観的な情報をうるところにアセスメント法の意義がある。男性群と女性群の不安の程度にどれくらいの違いがあるか，大学生と一般成人ではどうか，というように特定集団についての情報を得ることも重要な意義の1つである。日本人と欧米人のさまざまな特性を比較する国際比較研究などは，集団の情報を収集して比較しているのである。

弁別性

　弁別性はアセスメント法のもつ本来の重要な意義をもっている。これには個人間差異と個人内差異の2つをあげることができる。個人間差異（個人差）は，たとえばAさんの不安度は5段階でいうと「5」でかなり高いが，これに比べてBさんは「1」でかなり低い，というようにさまざまな心理的特性について人と人の違いを比較（弁別）することができる。人間はその顔つきや体つきが互いに異なるように心理的特性についても異なっている。その違いを区別し，見分けることがアセスメント法の本来の意義である。

　個人間差異に対して個人内差異というのは，たとえばAさんのIQは「135」，学力偏差値も「75」とかなり高いが，協調性やリーダーシップなどで傾向をみると両方とも5段階得点で「2」であり，やや低い，というように，その人個人の中でさまざまな特性を比べてみると高いもの，低いもの，あるいは長所，欠点があることがわかる。個人内差異というのは，人と人を比べるというよりも，むしろその人個人のもつさまざまな特性を比較弁別するところに意義がある。

刺激性・治療性

アセスメント法，とくに心理検査法の結果を本人にフィードバックすることにより，本人が自己の長所，短所，強み，弱みなどさまざまな特徴を自覚し，自己発見をし，改善への意欲を刺激することが可能である。カウンセリングと心理検査法を併用するときなどには，このことはきわめて重要なことである。ただし，結果のフィードバックは十分に慎重を期さなければならない。一般的には，①すべての情報をフィードバックする必要はないこと，②長所は多く，短所は少なくフィードバックすること，③対象者の性格や特性により受け止め方が異なるので十分に配慮すること，などに注意する。

要は本人が自己の長所を知ることにより，それをバネとして自己改善と自己変革の意欲を刺激するように結果を活用することが肝心である。このことは治療への過程にもつながるものである。

科学性・客観性

アセスメント法がなぜ科学的で客観性をもっているのかを心理検査法を例にあげて説明してみよう。またアセスメント法の陥りやすい主観的傾向について面接や評価法を例にあげて説明する。

図1-1はさまざまな心理検査法の「標準得点」または「換算点」を示したものである。たとえば知能指数（IQ）は100，偏差値は50，5段階点は3が全体の「平均水準」を示している。IQがたとえば130の人は平均と比べて，知能の発達水準が高い，ということが検査結果から判断できる。平均水準をもとにいわゆる「相対評価」をするのである。このことが心理検査の科学性・客観性の1つの重要な根拠となっている。もう1つの根拠は妥当性と信頼性が十分に検証されていることである。その検査がみている概念（たとえばIQや外向性，内向性といった性格特性，不安やストレス度などの概念）が科学的手続きを経て十分に検証されていることである。

またテストの設問項目が母集団の行動の，よいサンプルとなってい

るか（内容的妥当性），あるいはテスト得点が外的基準（criterion）を十分予測できるか，たとえば適性検査の結果が入社後の実務成績を予測できるか（予測的妥当性）など，さまざまな妥当性の検証がされているという点である。妥当性は測定の「正確さ」を示すものであり，科学性・客観性の重要な要件である。

　信頼性が高いということも科学性・客観性の重要な要件の1つである。同じ検査を一定期間（1週間～1か月）をおいて同一人（群）に実施したとき，ほぼ同じ結果が得られるということは，その検査の測定の「安定性」を示すものである。測定の「安定性」はアセスメント法の重要な要件である。

　科学性・客観性の逆の例（主観性）を「面接法」を例にあげて説明してみよう。表1－1は面接や評定のときに陥りやすい主観的な誤りを示したものである。とくに面接における自由面接——自由に相手と対話して人物判定などを行う場合には，表に示したような主観的な判断をしやすいといわれている。

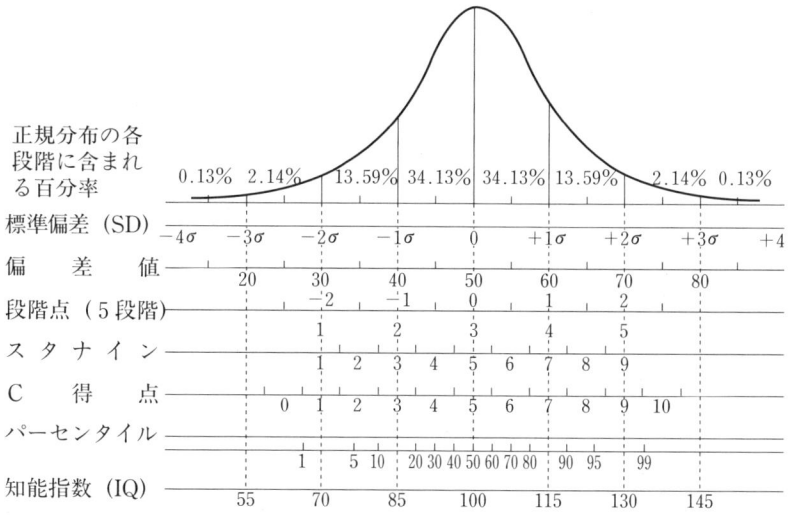

図1－1　さまざまな標準得点（換算点）の分布図

表1-1　判断の誤り（人物評価の主観性）

1　評定の対象となる性格特性の意味が不明瞭なとき，あるいは多義的なときには，評定者の受け取り方，解釈がまちまちになる。

2　光背（後光）効果（hallo effect）——ある1つの面が「きわめてすぐれている」という印象をもっている生徒については，その他の特性についてもすべて「すぐれている」と判断してしまう。たとえば，学業成績のすぐれている生徒は，その他の面でもすぐれているといった判断の誤りが生ずる。要するに「一事が万事」に及んでしまう傾向をいう。

3　中心化傾向（central effect）——たとえば5段階評定尺度を用いて評定したときに，評定値が中央の3（ふつうの段階）のところに集中してしまう傾向である。このように尺度上の中央部分に評定結果が集中してしまうのは，評定基準が不明確なときや，被評定者のことがよくわかっていないことが原因である。

4　寛大性誤差（error of leniency）——実際よりは甘く（よく）評価してしまう傾向である。とくに，親しい人を評定するときに起こりやすい誤りである。

5　論理的誤差（logical error）——たとえば協調性のある人は指導性も強いであろうという論理的な関係づけが評定者の頭の中にあるときは，両者に同じような評定を下してしまうことがある。仕事の知識の量を評定しようとするとき，その人が理解力があると判定された場合，知識の量も多いだろうと判断してしまうのも，論理的誤差である。要するに，評定項目は全く別個に独立したものとして分析的に評定することが大切である。

6　対比の誤差（contrast error）——評定者が自分自身の特徴を基準に評価してしまうときに生じる。自分がきわめて几帳面な性格であると，だれをみてもズボラだと思えてくる。こういう人は，実際には普通程度の几帳面さをもっている人を「几帳面でない」と判断してしまう恐れがある。

文　献

上里一郎(監修)　1993　心理アセスメントハンドブック　西村書店
赤木愛和・池田　央(監訳)　1993　教育・心理検査法のスタンダード　図書文化社
堀　洋道・山本真理子・松井　豊(編)　1994　心理尺度ファイル　垣内出版
松原達哉(編)　1997　心理検査法入門　日本文化科学社
日本健康心理学会(編)　1997　健康心理学辞典　実務教育出版

《topics》
※**アラメダ郡研究**

　日本人の疾病構造が感染症（結核やコレラなどのように細菌やウィルスといった病原菌が生体内に侵入して発病）から生活習慣病へと大きく変化しました。生活習慣病とは，食習慣や運動量など生活習慣のあり方が発病や憎悪の大きな要因となる病気で，糖尿病，本態性高血圧，心筋梗塞，動脈硬化などがあり，生活習慣が健康に及ぼす影響が大きいことは広く知られています。

　生活習慣と身体健康度・疾病との関連をみた最初の研究に「アラメダ郡研究」があります。米国国立衛生研究所（National Institute of Health）は1959年米国カリフォルニア州バークレーに人口研究所（Human Population Laboratory）を設立し，その研究目的は，①アラメダ郡の人びとの身体的・精神的・社会的健康レベルを明らかにする，②健康の1つの側面が他の側面とどのように関係しているか，③さまざまな生活の仕方やいくつかの人口統計上の特質と健康レベルとの関係を調べる，の3つでした。その中で，バークマンとブレスロー（Berkman, L. F. & Breslow, L.）がアラメダ郡の住民約7000名を対象に1965年から1974年にかけて疫学的研究を行いました。「アラメダ郡研究」と呼ばれ，身体障害の程度，慢性疾患の有無，身体症状なし，自覚症状なし，の4カテゴリーと7つの生活習慣との関連を9年間にわたって調査検討したものです。その生活習慣は「ブレスローの7つの健康習慣」として有名であり，①喫煙しない，②適度の飲酒かまったくしない，③定期的にかなり激しい運動をする，④適正体重を保つ，⑤7～8時間の睡眠をとる，⑥毎日朝食を摂る，⑦不必要な間食をしない，です。その結果，生活習慣により死亡率に数倍の差があること，3つ以下の健康習慣をもっている人に比べて6つ以上の健康習慣をもっている人は11年平均余命が長いこと，不健康な生活習慣の人は健康習慣の人に比べて健康値が倍早く年をとることなど，死亡率や罹患率，健康状態が異なることが明らかとなりました。この研究により，これまでの二次予防といわれる疾病の早期発見・早期治療重視から生活習慣改善による疾病予防重視，すなわち一次予防へと大きく転換したのでした。（折原茂樹）

［文　献］
バークマン L. F.・ブレスロー L.　森本兼襄（監訳）　1989　生活習慣と健康　HBJ出版局
　(Berkman, L. F., & Breslow, L.　1983　*Health and ways of living: The alameda county study.*　New York: Oxford University Press.)
日本健康心理学会（編）　1997　健康心理学辞典　実務教育出版

第2章
アセスメントのターゲット

1 健康心理学の目標と活動分野

健康心理学の課題

　健康心理学の目標は「健康の原因・推進・管理を究明すること，身体疾患と精神疾患の予防・診断・治療・リハビリテーションを究明すること，身体疾患と精神疾患における心理的要因・社会的要因・情動的要因・行動的要因を研究すること，健康ケアシステムを改善すること，健康政策を立案することに関する心理学の教育的・科学的・職業的貢献である」(American Psychological Association：APA, 2001)。この定義は，健康心理学が生物医学・心身医学・行動医学・健康行動学とともに"生物心理社会的モデル"(Engel, 1977)に基づいて健康問題にチャレンジする健康科学の一分野であること，また健康心理学が心理学の諸領域（生理心理学・認知心理学・学習心理学・発達心理学・臨床心理学・社会心理学など）における知識と技術を動員して，健康と不健康に関する研究活動・教育活動・職業活動を推進する心理学の一部門であることを示唆している。

健康心理学では，心身医学・行動医学・健康行動学と同様に，生物的側面（遺伝的傾性・生理学的応答性など）と心理行動的側面（情動・生活様式・信念・健康関連行動など）および社会的側面（対人関係・ソーシャルサポート・文化の影響など）の相互作用に注目する研究活動と臨床活動が進められる（図2-1）。

研究活動

健康心理学における研究活動は，生理心理学・認知心理学・学習心理学・発達心理学・臨床心理学・社会心理学などの心理学の諸領域における研究の方法論と同一である。また健康心理学では，医療の研究・臨床組織，教育機関，企業・職業団体などと協同して，あるいはそれらの組織の一員として，基礎・臨床・応用研究に取り組む機会が多いことがその特徴である。

健康心理学では，生物心理社会モデルに基づいて，ヒト免疫不全ウ

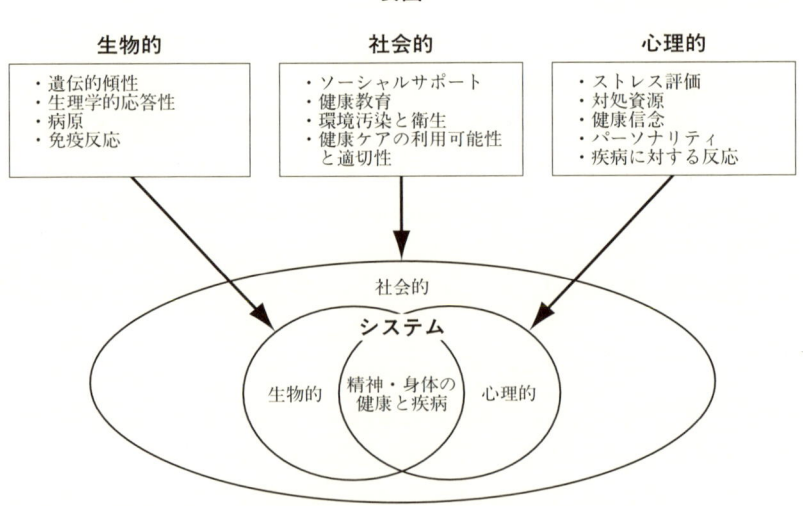

図2-1　生物心理社会モデル（Bernard & Krupat, 1993）

ィルス，腫瘍，その他の多数の疾患（糖尿病，癌，高血圧，冠状動脈性心疾患，慢性痛，睡眠障害など）の原因・進行過程・予防法・治療法を究明する研究，患者の回復と心理社会的適応を促進するリハビリテーション法を開発する研究，疾病を予防して健康を推進する健康な生活習慣や行動様式を明らかにし，個人や集団の行動変容を支援する方法や医療・健康ケアシステムを改善するための研究に取り組んでいる。これらのあらゆる局面で，個人や集団を対象にしたアセスメントを行うことが必要となる。

臨床活動
　健康心理学における臨床活動は，アセスメントと介入で構成される。健康心理学のアセスメントでは，認知・行動アセスメント，精神生理学的アセスメント，臨床面接法，人口統計学的調査法，客観法・投影法によるパーソナリティのアセスメントなどが行われる。介入では，ストレスマネジメント，リラクセーション療法，バイオフィードバック，正常および病的な生理学的過程に関する心理教育，疾病の対処法，認知行動療法やその他の心理療法が実施される。また個人や集団を対象にして予防的な健康行動の教育が行われる。一般的に健康心理学の介入の焦点は，ストレス対処能力の増進とソーシャルサポートの改善を推進することによって，健康に対するストレスの影響を緩和することである。臨床活動ではまた，アセスメントおよび介入の標準的なプロトコルの作成が行われる。

2　健康心理学の活動領域とアセスメント

　健康心理学では，健康の推進・管理，身体疾患と精神疾患の予防・診断・治療・リハビリテーションに関する研究と臨床，身体疾患と精

神疾患における心理的要因・社会的要因・情動的要因・行動的要因の研究，健康ケアシステムの改善に関する研究と臨床，健康政策の立案といった，すべての活動領域でアセスメントが実施される。

臨床心理学におけるアセスメント

健康心理学におけるアセスメントでは，臨床心理学におけるアセスメントの方法を利用する。臨床心理学におけるアセスメントは生物学的アセスメントと心理学的アセスメントに分類できる(Davison & Neale, 1994)。生物学的アセスメントではCTスキャン（CAT）・ポジトロンCT（PET）・核磁気反応画像（NMRI）などの医用工学機器を利用したり，神経心理学的検査を実施して脳機能が観察される。また心電図（ECG）や皮膚電位反応（EDR）などの精神生理学的指標が測定されることもある。

心理学的アセスメントでは，構造化・半構造化された臨床的面接法が実施される。また投影法・質問紙法によるパーソナリティ検査，質問紙法・作業法による知能検査を含む各種の心理学的検査が利用される。行動療法や認知行動療法の枠組みでは，観察法・面接法・質問紙法などによって顕在行動の観察・記録が行われたり，抑うつ・思考様式・信念など感情・認知領域の測定が行われたりする。

精神疾患と身体疾患のアセスメント

健康心理学のアセスメントでは心理障害・精神疾患と身体疾患の記述・診断が行われる。精神疾患の記述・診断のために，アメリカ精神医学会（American Psychiatric Association, 1994）の診断システム"DSM-IV　精神疾患の診断・統計マニュアル(Diagnostic and Statistical Manual of Mental Disorders, Fourth Edition)"が使用される。DSM-IVには，"通常，幼児期，小児期または青年期に初めて診断される障害""せん妄，痴呆，健忘および他の認知障害""物質関連障害""精神分裂病および他の精神病性障害""気分障害""不安障害""身体表現

第2章 アセスメントのターゲット

表2－1　ICD-10 国際疾病分類

	診断カテゴリー
1	感染症および寄生虫症
2	新生物
3	血液および造血器の疾患ならびに免疫機構の障害
4	内分泌，栄養および代謝疾患
5	精神および行動の障害
6	神経系の疾患
7	眼および付属器の疾患
8	耳および乳様突起の疾患
9	循環器系の疾患
10	呼吸器系の疾患
11	消化器系の疾患
12	皮膚および皮下組織の疾患
13	筋骨格系および結合組織の疾患
14	尿路性器系の疾患
15	妊娠，分娩および産褥
16	周産期に発生した病態
17	先天奇形，変形および染色体異常
18	症状，徴候および異常臨床所見・異常検査所見で他に分類されないもの
19	損傷，中毒およびその他の外因の影響
20	傷病および死亡の外因
21	健康状態に影響を及ぼす要因および保健サービスの利用

(WHO, 1992)

性障害"“虚偽性障害"“解離性障害"“性障害および性同一性障害"“摂食障害"“睡眠障害"“他に分類されない衝動制御の障害"“適応障害"“人格障害"“臨床的関与の対象となることのある他の状態"という17種類の臨床カテゴリーがある。

　DSM-IVは多次元的に個人の病態をアセスメントするよう計画されている。第1軸では人格障害と精神遅滞以外のすべての"障害・疾患"が診断される。第2軸では"人格障害"および"精神遅滞"が診断され，第3軸では"一般身体疾患"が診断される。さらに第4軸では"心理社会的および環境的問題"が診断される。そこでは"一次支持グループ（家族）に関する問題"“社会的環境に関連した問題"“教育上の問題"“職業上の問題"“住居の問題"“経済的問題"“保健機関利用上の

問題""法律関係および犯罪に関連した問題""その他の心理社会的環境的問題"が評価される。第5軸では"機能の全体的評定"が行われる。DSM-IVでは第5軸に関連する尺度として"対人関係機能の全体的評定尺度"および"社会的職業的機能評定尺度"が提案されている。

DSM-IVの第3軸"一般身体疾患"の記述・診断では，"ICD-10 国際疾病分類 (International Classification of Diseases, TenthVersion)" (World Health Organization, 1992) を参照する。ICD-10 国際疾病分類では21種類の診断カテゴリーが用意されている（表2－1）。

その他のアセスメント

健康心理学では，個人あるいは集団の健康・不健康の生物的側面，心理・行動的側面，社会的側面を測定・解析・評価するために，上述した臨床心理学のアセスメントや，国際的規格の精神疾患・身体疾患診断システムだけでなく，生理心理学・認知心理学・学習心理学・性格心理学・発達心理学・社会心理学などの心理学の諸領域で開発・使用されているアセスメント法が利用される。また健康心理学の目的にそった独自のアセスメント法が開発され使用される。これらのアセスメントの実際は本書の第6章から第9章で詳細に論じられる。

3 　生物心理社会的アセスメント

測定対象の分析レベル

表2－2は，健康心理学を含む健康科学で考慮される分析レベルと，アセスメントの主要な指標をまとめたものである。分析レベルには"社会・環境"レベル，"行動・心理"レベル，"器官系"レベル，"細胞"レベル，"分子"レベルがある (Anderson, 1998)。各レベルには，疾病の発生過程や健康の維持・回復・推進過程に関与している可能性の

表2-2　健康科学における分析レベルと指標

社会・環境レベル	行動・心理レベル	器官系レベル	細胞レベル	分子レベル
ストレスフルな生活事象	情動	心臓血管系	レセプター数	DNA構造
ソーシャルサポート	記憶	血圧	レセプター感度	蛋白質
社会・文化的集団	学習	心拍	細胞数	メッセンジャーRNA
経済的資源	ダイエット	破裂	樹状突起	転移RNA
家庭環境	運動	閉塞	シナプス数	リボソームRNA
地域特性	喫煙	内分泌系	皮質再構成	原腫瘍遺伝子
環境刺激・質	飲酒	カテコールアミン	電気伝導性(細胞発火など)	転写因子
環境ハザード	薬物依存	コルチゾール		二次メッセンジャー
	知覚	副腎皮質刺激ホルモン		翻訳因子
	ストレス評価・対処	成長ホルモン		
	言語	インシュリン		
	パーソナリティ	免疫系		
	攻撃	リンパ球		
		食細胞		
		細胞分裂		
		中枢神経系		
		誘発電位		
		皮質量		
		血流量		
		代謝率		
		自律神経系		
		交感神経系		
		副交感神経系		

(Anderson, 1998)

ある主要な指標が含まれている。病気の発生過程や健康の回復・推進過程を理解するためには，これらの生体および生体を取り巻く社会的・物理的環境の関係性を考慮するマルチレベル・アプローチが有用である（Anderson, 1998；Cacioppo & Berntson, 1992；Office of Behavioral and Social Sciences Research, 1997）。

社会・環境レベルには，ストレスフルな生活事象，ソーシャルサポート，経済的資源，地域特性，環境ハザードなどの指標が含まれる。行動・心理レベルには，情動，記憶，認知，ストレス対処様式，パーソナリティ，ダイエット，運動などの指標が含まれる。器官系レベルの指標には，心臓血管系，内分泌系，免疫系，中枢神経系などがある。細胞レベルには，受容器(receptor)の数と感度，樹状突起，シナプスの数，電気伝導性などの指標が含まれ，分子レベルにはDNA構造，蛋白質，メッセンジャーRNAなどの遺伝子関連指標が含まれる。

測定の時間的分析レベル

　健康心理学のアセスメントは時間的な分析レベルについても考慮する必要がある。デビソンとペネベーカー（Davison, K. P. & Pennebaker, J. W., 1997）は，社会的な出来事を含む心理学的な原因事象と健康・疾病の生物学的媒介過程を探究する場合，目的に応じて適切な研究方略と分析時間枠を採用する必要性を指摘している。

　刺激事象に対して脳波（EEG）や事象関連電位（ERP）などの中枢反応の測度を利用する神経心理学的アセスメントの分析時間枠はミリ秒単位である。刺激事象に対する自律神経系の応答や表情筋活動などを測定する精神生理学的アセスメントでは，数ミリ秒から数十秒にあらわれる現象が検討される。自律神経系活動と内分泌系活動が測定される精神神経内分泌学的なアセスメントでは，数秒間から数時間の時間枠で生じる現象が検討される。トラウマティックあるいはストレスフルな社会的・個人的出来事と身体的健康の関連を究明する社会心身医学的なアセスメントでは，数週間から数年間の時間枠で現象が解析される（Pennebaker, 1997）。さらにパーソナリティや死亡率を測度とするアセスメントでは数年間から数十年間の時間枠で現象が解析される。ストレスフルな生活事象や慢性ストレッサー，感情反応など社会・環境レベルおよび行動・心理レベルの指標を測定する場合にも，それらの事象の生起時期や持続時間などの時間的特性を特定することが必要である。

分析レベルと健康の因果関係

　健康心理学では，上述したように，ミクロからマクロな分析レベルの指標間の因果関係および，それらの指標と健康・不健康の因果関係が検討される。複数の分析レベルの指標と健康・不健康の間に仮定される因果関係には，少なくとも"パラレルな因果関係（parallel causation）""コンバージェントな因果関係（convergent causation）""レシプロカルな因果関係（reciprocal causation）"がある（Cachioppo

& Berntson, 1992)。

　図2-2に示すように，パラレルな因果関係では，個々の分析レベルの事象が独立して健康・不健康状態に影響を与えている。またコンバージェントな因果関係では，ある分析レベルの事象が他の分析レベルの事象に影響を与えた結果，所与の健康・不健康状態が生じる（図

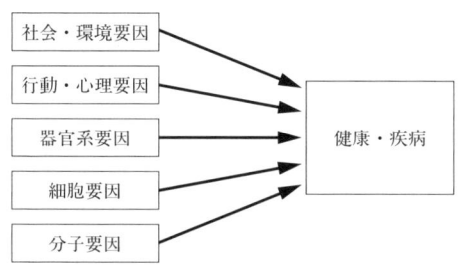

図2-2　複数要因と健康・疾病のパラレルな因果関係

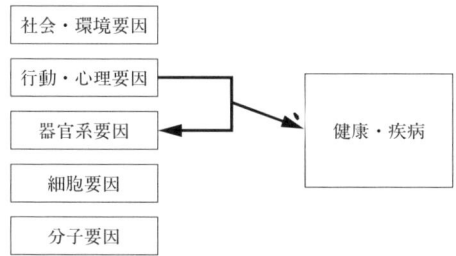

図2-3　複数要因と健康・疾病のコンバージェントな因果関係

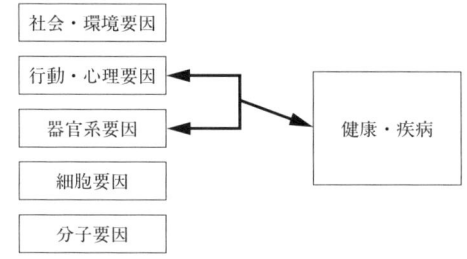

図2-4　複数要因と健康・疾病のレシプロカルな因果関係

2-3)。さらにレシプロカルな因果関係では，ある分析レベルの事象が他の分析レベルの事象との間で相互に影響を及ぼしあいながら，所与の健康・不健康過程が進行する（図2-4）。

ストレス反応のアセスメント

上述した健康科学における分析レベルのうち，健康心理学者が直接アセスメントする機会が比較的多いのは社会・環境レベル，行動・心理レベル，器官系レベルであろう。コーエンら(Cohen, S. et al., 1997)は，環境ストレス因，心理的ストレス因，生理的ストレス因が相互に影響を及ぼしあいながら身体疾患および精神疾患のリスクを高める過程を図示し(図2-5)，それぞれのストレス因を測定する方法論を解説している。

環境ストレス因のアセスメントでは，ストレスフルな生活事象およ

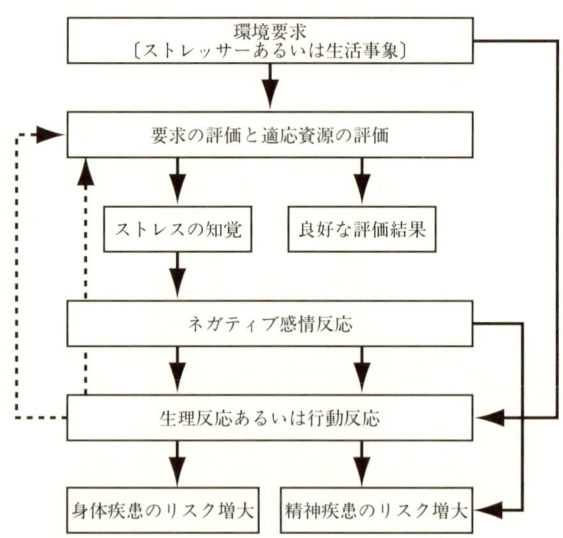

図2-5　ストレス測定のための環境アプローチ・心理アプローチ・生物アプローチの潜在的な関連を明らかにするためのストレス過程ヒューリスティックモデル（Cohen et al., 1997）

び慢性ストレッサーが質問紙法や面接法によって測定される。心理的ストレス因のアセスメントでは，ストレス評価と感情反応が質問紙法や面接法で測定される。生物的ストレス因については，心臓血管系を含む自律神経系の応答性を中心とする精神生理学的指標，カテコールアミン・コルチゾールを中心とする精神神経内分泌学的指標，NK細胞・T型リンパ球・B型リンパ球・免疫グロブリンなどの精神神経免疫学的指標の利用が推奨されている。

社会・環境レベルのアセスメントでは，ストレスフルな生活事象および慢性ストレッサーのほかに，住環境・教育環境・職場環境などを含む生活環境の質や，ソーシャルサポート資源，対人コミュニケーション能力など社会心理学的な機能が評価される。行動・心理レベルのアセスメントでは，認知評価や感情反応のほかに，行動要因として健康阻害行動と健康行動が評価される。健康阻害行動には，身体の不衛生・喫煙行動・運動不足・不適切なダイエット・飲酒行動・薬物依存行動など器官系の機能不全に直接結びつくと考えられる行動や，受診時期の遅れ・医療処方の無視など，治療場面における行動がある。

健康行動には，運動・睡眠・適度なダイエット・ストレス対処行動・病気対処行動などがある。健康心理学のアセスメントでは健康阻害行動および健康行動の種類・発端・頻度・持続期間・行動量などが評価される。知覚・認知・自己観・感情・信念・思考様式・パーソナリティ・知能などの心理要因は，質問紙法や面接法，心理学的検査法，行動観察法などによって評価される。

4　生涯発達心理学的な視点によるアセスメント

健康心理学では，胎児期・乳児期から成人期後期に至るまで，あらゆる年齢層の人びとがアセスメントの対象者となる。図2－6に示す

ように，今日の死因の上位は生活習慣病（癌・心疾患・脳血管障害など）である（厚生労働省，2001）。しかしながら，各年齢層別に罹患や死因を分析すると，生物心理社会的な発達段階に特有の健康問題が存在することが明らかになる。また成人期以降の健康はそれ以前の人生における生活習慣の影響を受けると考えられている。それゆえに健康心理学では，生涯発達心理学的な観点から健康問題や健康習慣をアセスメントすることが求められる。

表2-3は年齢階級別・性別に算出された1999年のわが国における死因の首位となる疾病である（厚生省，2000）。0歳児の死因の第1位は男女とも先天奇形・変形・染色体異常である。男性の死因の第1位は，1歳から24歳までが"不慮の事故"，25歳から39歳までが"自殺"，40歳から89歳までが"悪性新生物"，90歳以上が"肺炎"である。女性の死因の第1位は，1歳から9歳までが"不慮の事故"，10歳から14歳までが"悪性新生物"，15歳から19歳までが"不慮の事故"，20歳から29歳までが"自殺"，30歳から84歳までが"悪性新生物"，85歳以上が"心疾患"である。

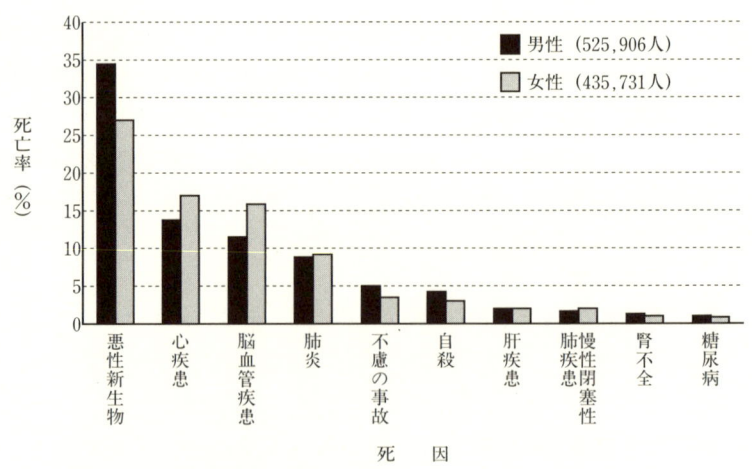

図2-6　2000年のわが国の死因トップ10（厚生労働省，2001）

表2-3　1999年の年齢階級別・性別にみた死亡数（厚生省，2000）

年齢階級	男性			女性		
	死因	死亡数	割合(%)	死因	死亡数	割合(%)
0歳	先天奇形，変形及び染色体異常	732	32.9	先天奇形，変形及び染色体異常	679	38.0
1～4	不慮の事故	211	23.8	不慮の事故	140	20.8
5～9	不慮の事故	179	38.7	不慮の事故	96	28.9
10～14	不慮の事故	156	29.7	悪性新生物	72	21.0
15～19	不慮の事故	924	48.5	不慮の事故	233	29.7
20～24	不慮の事故	1136	37.2	自殺	403	32.7
25～29	自殺	1332	37.3	自殺	512	32.6
30～34	自殺	1263	33.8	悪性新生物	554	29.4
35～39	自殺	1370	29.1	悪性新生物	975	42.5
40～44	悪性新生物	1613	22.4	悪性新生物	1831	49.3
45～49	悪性新生物	4337	29.5	悪性新生物	3805	51.7
50～54	悪性新生物	8398	35.8	悪性新生物	5940	53.4
55～59	悪性新生物	13145	40.4	悪性新生物	7739	52.3
60～64	悪性新生物	19515	45.1	悪性新生物	9567	48.7
65～69	悪性新生物	29136	46.4	悪性新生物	12626	43.6
70～74	悪性新生物	32858	42.9	悪性新生物	15594	37.5
75～79	悪性新生物	25517	35.0	悪性新生物	17018	28.7
80～84	悪性新生物	20659	27.2	悪性新生物	16486	21.5
85～89	悪性新生物	13165	20.4	心疾患	18353	20.6
90～	肺炎	8257	21.1	心疾患	16956	20.2

構成割合はそれぞれ年齢階級別死亡数を100とした場合の割合である。

　厚生労働省は健康増進と発病を予防する"一次予防"に重点をおいた対策を推進するために，2000年より10か年計画の国家的プロジェクト"21世紀における国民健康づくり運動（健康日本21）"をスタートさせた。以下では，"健康日本21"の報告書（健康・体力づくり事業財団，2000）に基づいて，幼年期・少年期・青年期・壮年期・中年期・高年期の健康問題の特徴と課題を要約する。

幼年期

　幼年期は人格や習慣を形成する時期として重要である。死因の多くは周産期に発生した主要病態と先天異常によるものと不慮の事故によ

るものである。罹患は外来・入院とも比較的多く，外来では呼吸器系の感染症，入院では喘息がもっとも多い。幼年期における健康観の形成に対しては家庭の影響力が強い。不慮の事故への対策が重要である。家庭教育は健康に関連した習慣に重点をおく必要がある。

　幼年期における健康心理学のアセスメントのターゲットは，幼児個人および母親・養育者の認知・感情・知識・信念・パーソナリティ・行動・心身健康状態などである。また家庭環境を含む社会的環境と物理的環境のアセスメントが行われる。

少年期

　少年期は精神神経機能の発達の時期であるとともに社会参加への準備期でもある。また生活習慣が固まる時期でもある。疾病は死亡・障害ともにあまり増加はせず，比較的罹患も少ない時期である。死亡者の絶対数は少ないが，幼年期と同様に最大の死因は不慮の事故である。この時期に形成される健康観は清潔や衛生などに関連していることが多い。はたらきかけは学校や家庭を通したものが重要であり，とりわけ不慮の事故への対策が重要である。

　少年期における健康心理学のアセスメントのターゲットは，少年個人と家族，友人，学校教職員の認知・感情・知識・信念・パーソナリティ・行動・心身健康状態などである。また家庭環境・学校環境を含む社会的環境と物理的環境のアセスメントが行われる。

青年期

　青年期は生殖機能が成熟し，子どもから大人へと移行する時期である。死亡者はきわめて少なく，障害や罹患も比較的少ない。主要な死因は事故や自殺である。罹患は外来では呼吸器感染症，入院では事故や骨折が目立つ。この時期の健康観は病気の有無ではなく，むしろ美容やファッションという視点で健康をとらえたものである。学生生活や単身生活のために生活習慣にすでに問題が認められる場合も多い。

青年期は壮年期以降の危険な生活習慣の出発点となる重要な時期である。青年期はまた，社会からのはたらきかけに対して反発しやすい時期でもあることから，改善のためには方法論に工夫を加えることが必要である。支援は学校や職場を通じたものに重点がおかれるが，メディアや企業を通じてはたらきかける必要もある。

　青年期における健康心理学のアセスメントのターゲットは，青年個人と家族・友人・学校教職員・職場メンバーの認知・感情・知識・信念・パーソナリティ・行動・心身健康状態などである。また家庭環境・学校環境・職場環境を含む社会的環境と物理的環境のアセスメントが行われる。

壮年期
　壮年期は身体機能が充実しており，労働や育児などにきわめて活動的な時期である。この時期から死亡は少し増え始める。25歳から44歳までの死亡率は男性2.2％，女性1.2％である。また身体疾患ならびに精神疾患が増加し始める。入院も外来も増加の傾向にある。

　外来は呼吸器感染症が多く，歯周病などの歯科疾患も増加する。入院は外傷・骨折・癌が目立ち始める。死因の第1位は癌であり，自殺・事故と続く。働くことができるということが健康であると考える時期である。

　この時期は家庭を形成し，子どもを育て，子どもの身体や病気を通して健康問題を再考するチャンスであるといえる。職場や家庭に支援の重点をおくとともに，マスコミや企業を通じてはたらきかける必要がある。

　壮年期における健康心理学のアセスメントのターゲットは，壮年個人と家族・友人・職場メンバーの認知・感情・知識・信念・パーソナリティ・行動・心身健康状態などである。また家庭環境・職場環境を含む社会的環境と物理的環境のアセスメントが行われる。

中年期

　中年期は身体機能の衰えを自覚する時期であり，高年期への準備期である。身体疾患の罹患率や死亡率が増大する。45歳から64歳まで人びとの死亡率は男性13.1%，女性6.3%である。入院回数も新患外来回数も増加する。外来では呼吸器感染症や外傷が上位であるが，腰痛や目の疾患も増加する。入院では癌がもっとも多く，骨折・心疾患が続く。この時期の健康観は病気に関係したものである。

　趣味，健康問題あるいは親の介護を通した社会的ネットワークが形成される可能性が高い。高年期における障害や生活の質を視野に入れて，自らの健康生活ならびに老後の生活を設計することが重要な課題となる。支援は職場・家庭・地域に重点がおかれるが，同時にマスメディアや企業がそれを支える必要がある。

　中年期における健康心理学のアセスメントのターゲットは，中年個人と家族・友人・職場メンバー・地域共同体メンバーの認知・感情・知識・信念・パーソナリティ・心身健康状態などであろう。また家庭環境・地域環境・職場環境を含む社会的環境と物理的環境のアセスメントが行われる。

高年期

　20世紀末のわが国の平均寿命は男性77.19歳，女性83.32歳である。65歳以上の人口が総人口に占める割合は2000年時点で17.2%となり，国民の6人に1人が高齢者である。2020年には高齢化率は26.9%になると予想されている（厚生省，2000）。高年期は人生の完成期であり，余生を楽しみ豊かな収穫を得る時期であるといえる。

　身体的には老化が進み，健康問題が増大する。障害は，寝たきりや痴呆など介護を必要とする重篤なものもあるが，視聴覚の障害や歯の喪失による咀嚼機能の障害など，生活の質に関わる障害も増える。外来・入院回数ともきわめて多くなる。外来では高血圧・腰痛・白内障が多く，入院では脳卒中・心臓病・癌・白内障が多い。死や障害を避

けるといったような消極的健康観をもつ者が多い。支援は主として地域や保健医療福祉の専門家によるものが中心になる。この時期は多少の病気や障害を抱えていても，生活の質を維持し，豊かに暮らすことができるよう自ら試みることが重要な課題となる。

　高年期における健康心理学のアセスメントのターゲットは，高年個人と家族・友人・地域メンバー・職場メンバーの認知・感情・知識・信念・パーソナリティ・心身健康状態などである。また家庭環境・地域環境・職場環境・健康ケアサービス環境などを含む社会的環境と物理的環境のアセスメントが行われる。

5　医療場面におけるアセスメント

　健康心理学者は，患者と家族，そしてさまざまな健康ケアの専門家たち（医師，歯科医師，看護師，栄養士，ソーシャルワーカー，薬剤師，理学療法士，作業療法士など）の協力を得て，医療場面における患者と患者の社会的環境について生物心理社会的な観点からアセスメントする（Behlar & Deardorff, 1995）。

患者自身の情報

　患者自身の情報として，年齢・性・人種などの人口統計学的情報，症状・健康状態・健康診断結果・精神生理学的データ・体質・遺伝・病歴・手術歴などの健康情報は欠かせない。患者の基本的な感情・認知機能（気分・情緒状態・認知様式・思考内容・知能など），健康・病気・治療・健康管理や社会的環境（家族・職場・社会的ネットワーク・医療スタッフなど）に対する感情・態度・期待も重要な情報源になる。病気と健康に関する知識・信念・理解，人生観や信仰などの価値体系の情報も有益である。全般的な活動水準，社会的環境（家族・友人・

医療スタッフなど）との交渉能力，健康習慣，医療サービスの利用行動・経験，医療指示の順守度，身体症状のコントロール能力など行動面の情報収集も有用である。

家族の情報

患者の家族に関する情報として，まず，家庭の雰囲気・家族数・経済的資源・家族の病歴・疾病パターン（胃腸障害，癌，肥満，頭痛など）のような家庭の特徴がある。また患者や病気・治療に対する感情・態度・期待，病気・治療に対する知識，知的資源，看護への参加意欲や行動なども評価の対象となる。

医療機関の情報

医療機関の情報としては，医療機関および診療科の特徴，医療ケアの方法などに加えて，医療スタッフの患者・病気・治療に対する感情・態度，知識，患者教育・訓練の技能が評価の対象になる。医療スタッフの患者や家族に対するコミュニケーション能力，インフォームド・コンセント（informed concent）の方法なども評価される。

社会的・文化的文脈の情報

患者を取り巻くマクロな社会的・文化的環境の諸側面に関する評価も重要である。健康管理・推進に関する公共・民間サービス，社会的ネットワーク，職場・住環境の汚染・危険度，職場の就業規則・保健サービス，健康関連の法律・財源などが評価の対象である。また，患者や病気・健康・医療に対する文化特有の感情・態度，文化特有の罹患率なども考慮すべき情報である。

6　職場におけるアセスメント

　健康心理学では，勤労者とその社会的環境および物理的環境を生物心理社会的な観点からアセスメントする。勤労者とその社会的・物理的環境をめぐる研究・臨床介入は，産業・組織心理学で伝統的に進められてきた（Schultz & Schultz, 1994）。健康心理学では勤労者の精神的・身体的健康の推進に関する諸要因がアセスメントされる。以下ではアセスメントのターゲットとなるいくつかの側面をあげる。

モチベーション・職務満足度・職務関与度
　モチベーション・職務満足度・職務関与度はリーダーシップの質，昇進，職務安全度，就業環境の物理的・心理的雰囲気などの要因によって影響される。これらの要因は経営管理者によって操作することが可能であり，適切な操作によって勤労者の満足感は上昇する。
　健康心理学者はアセスメントを通して欠勤・転職・生産効率の低下・事故の頻発・職務への不満などを生み出す要素を発見し，職場環境の質の向上を支援する。

職場環境
　職場環境の照明・室温・気温・騒音・空間デザイン・勤務時間などの物理的条件がアセスメントのターゲットになる。また精神疲労・肉体疲労，退屈感などの感情を含む精神生理学的反応のアセスメントが職場環境の改善のために有用な情報を提供する。

勤労者の安全確保と健康
　職場における事故は勤労者の身体的健康・精神的健康ならびに生活

を脅かす。また，従業員が怪我や病気の療養で欠勤することにより，職務遂行が停滞したり，職務分掌が混乱する可能性，他の従業員の職務負担増を招く可能性がある。ほとんどの事故は人為的ミスによって発生する。健康心理学では職場における事故の発生原因と予防策の究明と，従業員に対する効果的な予防教育プログラムの開発に有用な情報を入手するためにアセスメントを実施する。

職場のストレス

職務上のストレスは勤労者の身体的健康・精神的健康を脅かすリスク因子である。職務上のストレスは職務遂行能力を低下させたり，ミスを増やす原因となる。健康心理学者は，勤労者の精神生理学的ストレス，パーソナリティ，認知様式，信念，対人関係などをアセスメントするとともに，職務内容や職責のアセスメントを行う。またストレスマネジメント教育を実施する。

7　女性の健康心理学

生物医学研究では，他の変数に比べて性差が重視されることはまれであり，多くの場合，女性に特有の疾患よりも男性に一般的な疾患に焦点が向けられる傾向がある（Rodin & IcKovics, 1990）。しかしながら，実際には女性特有の健康問題（月経周期など）や疾患（卵巣癌など），女性の罹患率が著しく高い疾患（リウマチ関節炎・乳癌・全身性エリテマトーデスなど），男性とは異なった徴候を示す疾患（ヒト免疫不全ウィルス・冠状動脈性心疾患など）が存在する。

クリスラー（Chrisler, 2001）は女性の精神的健康と身体的健康に焦点を向けた健康心理学的研究の重要性について考察している。健康ケアシステムの利用度，健康ケアの専門家に対する態度・信念，医師と

患者の関係において性差が認められる。また冠状動脈性心疾患・自己免疫疾患・乳癌の原因・診断・治療・リハビリテーションにおいても女性特有の問題が存在する。さらに社会的パワー，とりわけ男女関係におけるパワーの不均衡によって生じる，望まない性交渉の強要や性的虐待・強姦，ドメスティック・バイオレンス（Domestic Violence：DV）が女性の健康推進の阻害要因であることが指摘されている。このほか，美に対する社会的価値観に起因する過剰なダイエットや美容整形・豊胸術が健康に及ぼす影響を明らかにすることの重要性が指摘されている。

　近年，わが国でも，たとえば月経周期（松本，1993）や乳癌（日本乳癌学会，2001）をめぐる女性の精神的健康と身体的健康の推進に向けて，生物心理社会的な立場から積極的に取り組む動きが始まっている。

まとめ

　本章では，健康心理学におけるアセスメントのターゲットについて，生物心理社会的視点と生涯発達心理学的視点から解説した。これらの2つの視点は，われわれ人間の生活・人生のすべてを視野に入れるものであり，健康心理学の活動領域の広大さと奥行きを示唆している。また，本章では医療場面と職場場面におけるアセスメントのターゲットの概略を示したが，学校教育場面やレジャー場面，宗教信仰場面を含む社会生活のあらゆる場面が健康心理学におけるアセスメントの対象となる。また，わが国の健康心理学において今後，研究・臨床活動の推進が望まれるターゲットとして，女性の健康心理学に焦点をあてた。ターゲットに特有の健康問題を生物心理社会的観点から究明するためのアセスメント法やアセスメント基準を研究開発することが健康心理学に求められる。

文 献

アメリカ精神医学会　高橋三郎・大野　裕・染矢俊幸(訳)　1996　DSM-IV精神疾患の診断・統計マニュアル　医学書院
(American Psychiatric Association　1994　*Diagnostic and statistical manual of mental disorders.*　4th ed.　Washington, DC：American Psychological Association.)

Anderson, N. B.　1998　Levels of analysis in health science：A frame work for integrating sociobehavioral and biomedical research.　*Annals of the New York Academy of Science,* **840**, 563-576.

Behlar, C. D., & Deardorff, W. W.　1995　*Clinical health psychology in medical settings：A practitioner's guidebook.*　Rev. ed.　Washington, DC：American Psychological Association.

Bernard, L. C., & Krupat, E.　1993　*Health psychology：Biopsychosocial factors in health and illness.*　Fort Worth, Texas：Harcourt Brace College Publishers.

Buckingham, J. C., Gillies, G., & Cowell, A.-M. (Eds.)　1997　*Stress, stress hormones and the immune system.*　Chichester：John Wiley & Sons.

Cacioppo, J. T., & Berntson, G. G.　1992　Social psychological contributions to the decade of the brain：The doctrine of multilevel analysis.　*American Psychologist,* **47**, 1019-1028.

Chrisler, J. C.　2001　Gendered bodies and physical health.　In R. K. Unger (Ed.), *Handbook of the psychology of women and gender.*　New York：John Wiley & Sons.　Pp. 289-302.

コーエン S.・ケスラー R. C.・ゴードン L. U. (編著)　小杉正太郎(監訳)　1999　ストレス測定法——心身の健康と心理社会的ストレス——　川島書店
(Cohen, S., Kessler, R. C., & Gordon, L. U.　1997　*Measuring stress：A guide for health and social scientists.*　New York：Oxford University Press.)

デビソン G. C.・ニール J. M.　村瀬孝雄(監訳)　1998　異常心理学　誠信書房
(Davison, G. C., & Neale, J. M.　1994　*Abnormal Psychology.*　6th ed.　New York：John Wiley & Sons.)

Davison, K. P., & Pennebaker, J. W.　1997　Social psychosomatics.　In E. T. Higgins & A. W. Kruglanski (Eds.), *Social psychology：Handbook of basic principles.*　New York：Guilford.　Pp. 102-130.

Engel, G. L.　1977　The need for a new medical model：A challenge for a biomedicine.　*Science,* **196**, 129-136.

藤澤　清・柿木昇治・山崎勝男(編)　1998　生理心理学の基礎　新生理心理学1　北大路書房

柿木昇治・山崎勝男・藤澤　清(編)　1997　生理心理学の応用の分野　新生理心理学2　北大路書房

健康・体力づくり事業財団　2000　健康日本21――21世紀における国民健康づくり運動――　健康・体力づくり事業財団

厚生労働省　2001　平成12年版厚生白書(平成11年度厚生行政年次報告)　厚生統計協会

厚生省　1995　ICD-10準拠疾病, 傷害および死因統計分類提要　第1巻　厚生統計協会

(World Health Organization 1992 *International statistical classification of diseases and related health problems, tenth revisions.* Vol. 1. Geneva：World Health Organization.)

厚生省　2000　平成11年人口動態統計　下巻　厚生統計協会

Lewis, M., & Haviland-Jones, J. M. (Eds.) 2000 *Handbook of emotions.* 2nd ed. New York：Guilford.

松本清一(監修)　1993　PMSの研究――月経・こころ・からだ――　文光堂

日本乳癌学会　2001　乳癌患者のQOL評価研究のためのガイドライン(案)　日本乳癌学会

Office of Behavioral and Social Sciences Research 1997 A strategic plan for the office of behavioral and social sciences research. *NIH Publication,* No. 97, 4237.

ペネベーカー J. W.　余語真夫(監訳)　2000　オープニングアップ――秘密の告白と心身の健康――　北大路書房

(Pennebaker, J. W. 1997 *Openning up*：*The healing power of expression of emotion.* New York：Guilford.)

Rodin, J., & IcKovics, J. R. 1990 Women's health：Review and research agenda as we approach the 21st century. *American Psychologist,* **45**, 1018-1034.

Schultz, D. P., & Schultz, S. E. 1994 *Psychology and work today*：*An introduction to industrial and organizational psychology.* 6th ed. New York：Macmillan.

下山晴彦(編著)　2000　臨床心理学研究の技法　福村出版

ストーン G. C.(編著)　本明　寛・内山喜久雄(監訳)　1990　健康心理学――専門教育と活動領域――　実務教育出版

(Stone, G. C. (Ed.)　1987　*Health psychology.*　Chicago：The University of Chicago Press.)

Taylor, S. E.　1999　*Health psychology.*　4th ed.　New York：McGraw-Hill.

《 *topics* 》
◈ 心臓リハビリテーション患者のセルフエフィカシー

　心筋梗塞や狭心症などの虚血性心疾患，心臓外科術後あるいは心不全に対する医学的治療は，生命予後の改善や病後の生活の質（Quality of Life: QOL）の向上を目指しており，それら両者を目的として行われる一連の過程が，心臓リハビリテーション（心リハ）です。その具体的な内容は，医学的な評価，運動処方，冠危険因子の是正，教育およびカウンセリングなどで構成されており，長期にわたる包括的なプログラムが実施されています。

　最近，心リハの成果（アウトカム）を評価する指標の1つとして，患者自身が直接報告する，患者の視点でとらえた主観的な健康度・機能状態を表す「健康関連QOL（health-related QOL）」という概念が注目を集めています。ある程度歩けるかどうか，階段を昇れるかどうかなどを代表的な内容とする身体機能や，気分の落ち込み，不安の程度などを反映したメンタルヘルスなどの主観的な健康度が主な構成要素です。また，これらの健康度の変化に伴う仕事・家事などの役割機能や，友人や親戚との付き合いといった社会生活機能の要素も含んでいます。井澤ら（2001）は，運動療法を主体とする心リハ・プログラムに参加した心筋梗塞患者において，MOS36-Item Short-Form Health Survey（SF-36）日本版によって評価された健康関連QOLの多くの構成要素が向上したことを報告しています。

　心リハ患者の健康関連QOLについて考えていく場合，その向上にどのような要因が大きな影響を及ぼしているかを理解することは重要です。これまでの研究から，SF-36日本語版によって測定された心リハ患者の健康関連QOLの向上は，最高酸素摂取量，握力，膝伸展筋力などの身体能力指標の改善度よりも，その改善に伴う日常生活での種々の身体活動（たとえば，歩行，階段昇り，重い荷物を持ち上げるなど）をどの程度遂行できるかの見込み感，すなわち「身体活動セルフエフィカシー（Self-Efficacy for Physical Activity: SEPA; 岡ら，2002）」の高まりとの関連が強いことが明らかにされています。したがって，心リハ患者の健康関連QOL向上のためには，指導場面において身体機能の改善度を説明するとともに，その改善に伴って日常生活での身体活動の遂行がどの程度可能なのかを明確に理解させることが重要だと考えられます。

（岡浩一朗）

［文　献］
井澤和大・山田純生・岡浩一朗・大宮一人・三宅良彦・村山正博　2001　心

臓リハビリテーションの成果としての健康関連QOL——SF-36日本語版の応用—— 心臓リハビリテーション，**6**, 24-28.

岡浩一朗・山田純生・井澤和大・大宮一人・三宅良彦 2001 心臓リハビリテーション患者における健康関連 Quality of Life 向上の規定要因——身体活動セルフ・エフィカシーに着目して—— 日本行動医学会第7回学術総会プログラム抄録集，40.

岡浩一朗・山田純生・井澤和大・大宮一人・三宅良彦 2002 心臓リハビリテーション患者における身体活動セルフ・エフィカシー尺度の開発とその評価 心臓リハビリテーション，**7**, 172-177.

第3章
アセスメントの方法

1　面接法

　面接法とは，面接者と被面接者が直接顔を合わせて（face to face）言語的または非言語的な相互作用を通して行う面接過程のことをさし，面接者が被面接者に関して必要とする情報を得ることが目的である。言語的なものとしては，面接者の話の内容をはじめとして，話し方，声の調子（音声の高さや抑揚）などをあげることができる。非言語的なものとしては，表情，身ぶり，姿勢，まばたき，視線，手（指）や足の動きなどがある。

1　面接(法)の種類

　面接の内容と方法によって面接は次の3つの種類に分類される。

構造化面接
　これはすでに予備的段階において質問紙法，投影法，観察を被面接

者と必要があればその家族に実施して，これから得られた材料(情報)に基づいて，面接で取り上げられる質問内容（項目）がきちんと用意されている場合のことをさす。あるいはまた，当該被面接者から得られたものでなくても，類似のサンプルから得られたものを手掛かりとして作成した質問項目を用いることもある。

[実例]　N子とその母親

面接者：浜（筆者）

面接対象者：京都市内にあるH幼稚園に通園中のN子（5歳，女児）の母親（34歳）

面接場所：H幼稚園の応接間

面接時間：50分

面接目的：N子の母親は，H幼稚園園長Y（女性）に，最近N子が何かおどおどしてものに怯えるようになったと訴えてきた。たとえば，近くの御所に散歩に連れて行っても，前には喜んで拾った松ぼっくりを見て，恐い恐いと母親にしがみつくという。晩は母親と一緒に寝ているという。面接者は，N子にロールシャッハ・テストを施行した。N子の反応数は少なく，Ⅶ図（ふつう母親カードと呼ばれている）では，母親らしさを象徴するような反応はみられず，空の雲という反応が出現した。これはN子の不安を示している。また，領域としては全体反応が少なく，Dd反応(特殊部分反応：一般には異常部分反応といわれているが，これは特殊な領域を用いた場合の反応で，異常ではない）が多く出現した。

　たとえば，Ⅶ図の下位中央部分に対して，肛門と反応している。濃淡反応と色彩反応は皆無で，情緒不安，愛情の喪失感がみられた。一方，平凡反応は平均値を示し，常識的，協調的な面もみられた。WISCも施行したがIQは128で知的水準に関しては問題がない。以上のN子に関する検査結果とY先生から提供されたN子の家族構成（父，母，父方の祖母，2歳1か月の男児）と父の職業と父母の教育年齢，住居の状況（一軒家）などをもとに，面接における質問項目

を箇条書きにして，所要時間の配分もあらかじめ検討した。

質問項目の一部をあげる。①N子と母，父，祖母，弟との相互人間関係。N子はおばあちゃんと仲が良いか，N子は弟をかわいがっているか，など，②N子のいま一番興味をもっているものについて，③何かおけいこごとをしているか，④好きな食べ物は，⑤夜はよく寝るか，⑥朝の目覚めはよいか，⑦幼稚園ではお友だちがいるか，⑧幼稚園の先生とうまくいっているか，⑨家にお友だちが来たり，お友だちの家に遊びに行くことがあるか，など。

半構造化面接

これは構造化された面接に比べると，面接者の柔軟な対応が求められるもので，面接の途中で被面接者に質問をしたり，ときには会話が促進されるように激励のことばを与えることもある。

［実例］　乳癌患者の死の不安，再発・転移の不安
面接者：浜（筆者）
面接対象者：乳癌の手術を受けて3か月後に再発した59歳の女性Yさん。家族は夫，中2の男の子と小6の女の子。本人は長年ガス会社に勤務。面接は再発のため入院，手術後10日目に行われた。
面接場所：京都市内の公立K病院内の一室
面接時間：1時間
面接目的：Yさんは，当初から乳房の全摘手術を行った医師に好感をもっていなかったが，再発が確認された時点で彼女の怒りは頂点に達した。

何故なら本人は手術後新しいしこりを自覚し，医師に再三訴えたが相手にされなかったという。面接者は，彼女とのラポールをとるためにも，また彼女のパーソナリティを知るためにも必要と考えて，彼女の同意のもと，ロールシャッハ・テストをYさんに施行した。Yさんは，好奇心の強い人であったので，ロールシャッハ・テストには特別な関心を抱いた。結果を中心に彼女とのコミュニケーショ

ンはきわめてスムーズにいき，10日後には面接を行った。面接のためにあらかじめ質問項目は設定しないで，Yさんの話題を中心に会話を進めた。Yさんはまず，医師への不信感と敵意を語り，家族は病院を変わるように強くすすめているが，自分は医師に責任をとってもらうため，K病院に入院しているのだと述べた。続いて，子どもへの母親としての愛情が切々と述べられた。とくに娘が私立中学受験を目前にしているのでかわいそうでならないと涙ぐんだ。面接者はYさんの話に同感したり，Yさんから意見を求められたときには，Yさんの感情に配慮を配りながら答えた。そして状況に応じて，面接者が質問を行った。Yさんのロールシャッハ反応は，反応数が48もあったにもかかわらずM（人間運動反応）が1つも出現しなかった。知的水準は相当高い人であるだけに，M反応0ということは，人間関係に問題が生じていると考えられよう。

　また，反応内容には"血""火""内臓"などが多くみられ，不安，攻撃，自己防衛などの傾向が顕著であった。

非構造化面接
　ロジャース（Rogers, C. R.）の提唱した来談者中心療法，非指示的カウンセリングの考え方と同様に，この面接では，被験者の自由な発言，感情の表出を重んじ，面接者は指示的な態度や意見をできる限り行わないようにする。面接者は被面接者のことばをそのまま反復（エコー）する。しかし必要な状況に応じて，面接者が質問したり意見を述べることも許容される。たとえば被面接者が「私は自殺したい」と語った場合など。

　以上あげた3種類の面接法では，面接者の技術的訓練の高さが要請される。とくに半構造化面接の実例であげたような，心理学的カウンセリングを必要とする臨床面接では，面接者の技術と同時に，面接者自身の受容的素質が必要となる。

第3章 アセスメントの方法

2　観察法

　観察法はダーウィン（Darwin, C., 1872）の『人間および動物における表情』の著書の中で取り上げられた実証的研究にその緒をみることができる。

　ダーウィンの執筆動機は，進化論の立場から人間と動物の連続性を強調することであったはずであるが，彼の収集した膨大な資料の中には人間と動物のみならず，幼児，児童，さまざまな文化的背景をもつ健常成人，精神病者まで含まれていて，ダーウィンの観察的研究は当時の人びとの注目を集めたのである。しかしながら，行動主義の台頭に伴って，ダーウィンの逸話的観察法は，客観的，系統的なものでは

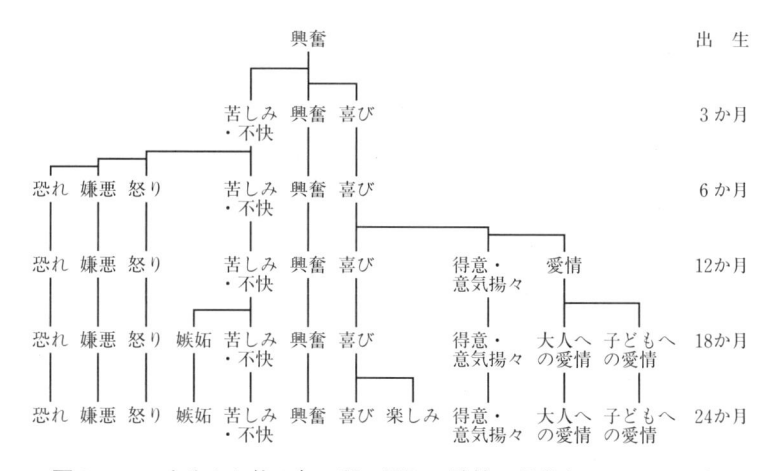

図3－1　出生から約2年の間に現れる情緒の分化（Bridges, 1932）
大人への愛情（Affection for adults），子どもへの愛情（Affection for children），怒り（Anger），喜び（Delight），嫌悪（Disgust），苦しみ・不快（Distress），得意・意気揚々（Elation），興奮（Excitement），恐れ（Fear），嫉妬（Jealousy），楽しみ（Joy）。

ないとして批判を受けるに至った。ダーウィン以降，デニス(Dennis, W., 1936) によると，1934年までに幼児を対象とした観察法による研究は，66件あまりにも及んだというにもかかわらず，観察法のあいまいさと考察の不十分さの点で評価を受けたものは数少なかった。

最近，映画やビデオテープのような新しい記録法が発展してきたので，一方視窓から対象者を観察するというやり方は減少している。しかし浜は，観察法は心理学におけるアセスメントの中でもっとも基本的なものであると考えている。

ここでは発達心理学や感情心理学の教科書の中では，必ずといってよいほど引用されているブリッジス(Bridges, K. M. B., 1932) の古典的研究，三宅の雪の北海道の大自然の中の子どもの遊びを対象とした観察実験，そして最後に，浜らの高齢者を対象とした化粧療法における観察実験の3つを実例としてあげる。

[実例1] ブリッジスによる乳幼児の情緒の分化過程の観察

ブリッジスは，モントリオールにある孤児院と乳児院の乳幼児を対象にして，さまざまな刺激や状況を3～4か月おきに用意して，これらに対する反応を詳しく観察して，子どもの情緒分化発達説を提唱した。図3－1にブリッジスの観察結果を示す。

[実例2] 三宅による行動観察（ビデオ）

三宅はまず札幌の雪景色の大自然を舞台として，子どもの遊びを観察した。全場面記録法，時間統制記録法，チェックリスト法（行動目録法），評定尺度法を用いて，子どもの集団遊び（リーダーの存在），集団から孤立している子ども，集団に入りたいのに躊躇している子どもについて考察している。

次に，家庭における母子相互交渉のようすを観察した。ここでは全場面記録法が用いられ，観察終了後，複数の観察者によって観察の一致度が討議されている。

第3番目には実験室内で簡単な作業を子どもに与えて，母子相互交渉が観察された。ここでは主として統制観察法が用いられている。

第3章 アセスメントの方法

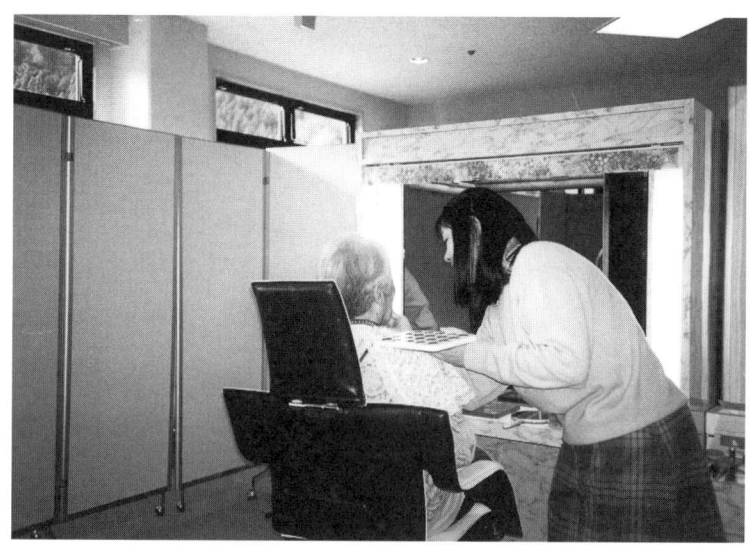

図3-2 化粧療法のようす

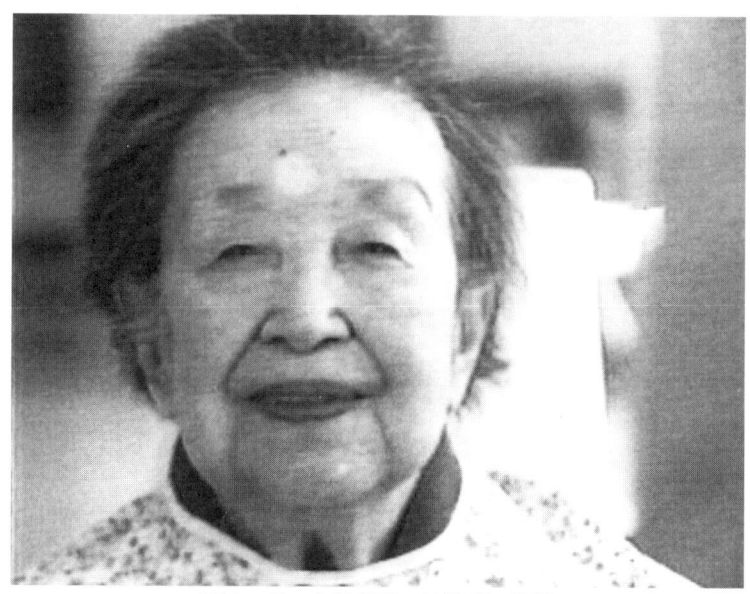

図3-3 化粧直後の被験者の表情

［実例3］ 高齢者の化粧療法場面での観察

　図3－2は，京都市内の老年保健施設に入所している87歳の女性の化粧療法のようすである。被験者は週1回の化粧療法を楽しみにしていて，化粧前と化粧後では，その表情が顕著に変化する。図3－3は化粧直後の被験者の表情である。化粧前に比べると明るく，生き生きとしている。鏡を見ている時間を観察したところ，化粧前に比べると化粧後では鏡を見る時間が有意に増加した（図3－4）。

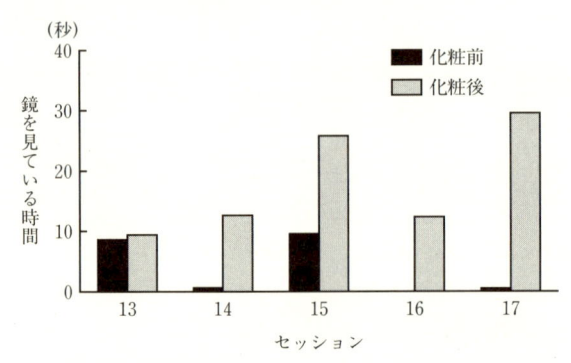

図3－4　化粧前と化粧後の鏡を見ている時間の比較

3 質問紙法

　質問紙法は被験者に日常生活における自分の行動や感情・情緒，心身の健康状況について質問し，答えさせる方法である。質問紙法を最初に使用したのはホール（Hall, G. S.）であろう。彼は1983年にジョンズ・ホプキンス大学心理学実験室を開設して，質問紙法によって児童心理の研究を行っている。質問紙法の定義については，続・村上(1975)によってなされているので参照していただきたい。

　質問紙作成にあたっては，その目的と対象者をまず設定しなければならない。また回答方式には，2件法(真偽法)，3件法，多肢選択法，評定法，順序法，一対比較法などがあるので，調査したい内容を十分測定するためにどの方法が適切であるかを検討する必要がある。

　質問紙法は，投影法と比較すると採点が客観的で，実験者の特別なスキルを必要とせず，集団法としても使用できるという利点がある。しかしながら，質問紙法の中には，ハザウェイとマッキンレイ（Hathaway, S. R. & McKinley, J. C., 1940）の作成したMMPI（Minnesota Multiphasic Personality Inventory）のように，投影法的要因をもったものもあり，結果の分析と診断には，実験者の熟練が要請される場合もある。

　MMPIは550の質問項目があり，回答方式はTrue(そのとおりです)とFalse（そのとおりではありません）で回答するよう教示されるが，いずれともいえない場合には回答しないでもよいので準2件法である。ここではMMPIを用いた浜の研究をあげたいと思う。

［実例1］　MMPIから発展したコンフリクト尺度

　浜（Hama, H., 1971）はテイラー（Taylor, J. A., 1953）のMAS (Manifest Anxiety Scale) がMMPIの特殊尺度として発展し，不安

動因水準を質問紙法によって測定することを可能にしたように，実験的に導入されたコンフリクト (conflict) や，あるいは投影法のロールシャッハ・テストで測られたコンフリクトを質問紙法によって，客観的に測定するために MMPI を基礎にコンフリクト尺度 (conflict scale) を作成した。その手続きは次のとおりである。

コンフリクト尺度は，光のコンフリクト実験において，強いコンフリクトを生じた被験者群と，ほとんどコンフリクトを生じなかった被験者群の MMPI の項目分析によって作成された。視覚弁別実験に使用された装置は，コールマンやウォレルの実験で用いたものに準じた。ウォレルの理論に従えば，弁別対象の2個の光の明度がまったく等しい場合，その反応時間はもっとも長く，コンフリクトが増大する。一方，2個の光の明度が異なり，その差が大きいほどその反応時間は短くなり，コンフリクト強度は弱くなる。

浜らの実験では，強コンフリクト条件は100Vと100Vの光の組合せによってつくり，弱コンフリクト条件は100Vと40Vの光の組合せによってつくった。左80V右40Vの練習試行の後，実験が開始された。試行は弱コンフリクト条件16試行，強コンフリクト条件16試行，再び弱コンフリクト条件16試行がなされ，被験者はどちらか明るいと思う光の方のボタンを押すように教示された。この光の弁別コンフリクト実験は494名の男女大学生に個別法で施行され，[強コンフリクト遂行における最後の3試行の平均反応時間(log)]／[弱コンフリクト遂行における最後の3試行の平均反応時間(log)]，として各被験者のコンフリクト強度が算出された。この式によって算出された得点が高いほど，コンフリクトは強いことを表すのである。この得点に基づいて，高コンフリクト得点群74名（平均2.633，SD＝0.54），低コンフリクト得点群86名（平均1.238，SD＝0.10）が決定された。この両群の MMPI の項目分析が行われ，内的整合性が検討され，最終的に測定されたのが30項目である。

第3章 アセスメントの方法

[実例2] MMPIの抑うつ尺度の研究

浜（Hama, H., 1966）は，抑うつ患者群と対照群にMMPIを施行した。図3－5で明らかなように，抑うつ患者群は対照群に比べて抑うつ尺度（Depression Scale：Dスケール）が高いT得点を示した。

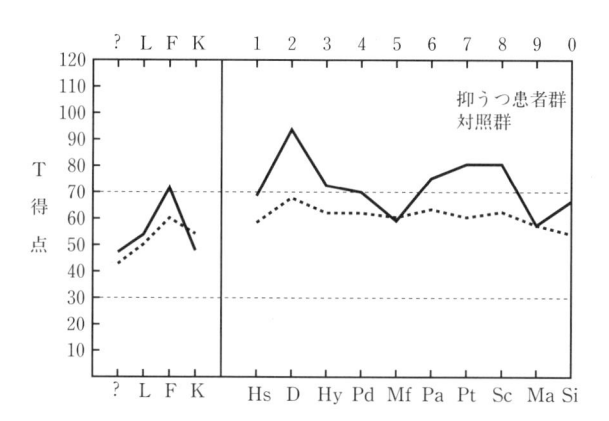

図3－5　抑うつ患者群と対照群のMMPIプロフィール（Hama, 1966）
縦線の左側の4つの尺度は妥当性尺度と称し，?，L，F，K尺度がある。右側は臨床尺度で，心気症（Hypochondriasis：Hs），抑うつ（Depression：D），ヒステリー（Hysteria：Hy），精神病質的偏倚（Psychopathic Deviate：Pd），性度（Masculinity-Feminity：Mf），偏執性（Paranoia：Pa），精神衰弱（Psychasthenia：Pt），精神分裂病（Schizophrenia：Sc），軽躁病（Hypomania：Ma），社会的向性（Social Introversion：Si）である。

4 検査法

　心理学で用いられる検査法は，知能検査，適性検査，人格検査に区別できるが，これらはある意味で人間理解のための努力の道程である。したがって検査に対する考え方は，あくまで慎重で謙虚でなければならない。検査の目的は，単に人間にラベリングをすることではなく，人間理解の無限の可能性を追求し，個人の精神的健康の回復と増進に役立つために行われるためのものである。検査法の種類に関しては第6章，第7章で述べるので，ここでは面接法のところでもふれたように，人格診断のための検査法の1つであるロールシャッハ・テストが投影法の代表的なものとしてきわめて有用なものであることを指摘することに留めたいと思う。

5 心理生理学的測定

われわれは日常生活において，感情・情緒の心理的な現象と生理身体的な現象との間に何らかの関係のあることをしばしば体験する。たとえば，入学試験の始まる直前には胸がドキドキ（鼓動が速くなる）したり，恐いものを見たときにはぞっとする（皮膚温度が下がる）。

これらの現象を心理学的に最初に取り上げた研究は，アックス（Ax, A. F., 1953）のものであろう。またエクマンら（Ekman, P. et al., 1983）は情動の種類を増やして図3－6に示すような研究を報告している。ここでは，浜らの行った研究をあげることにする。

［実例］　祖母，母親，子どもの感情喚起の心理生理学的測定

浜（1993）は5組の三世代同居家族の祖母（姑），母親，男児を被験

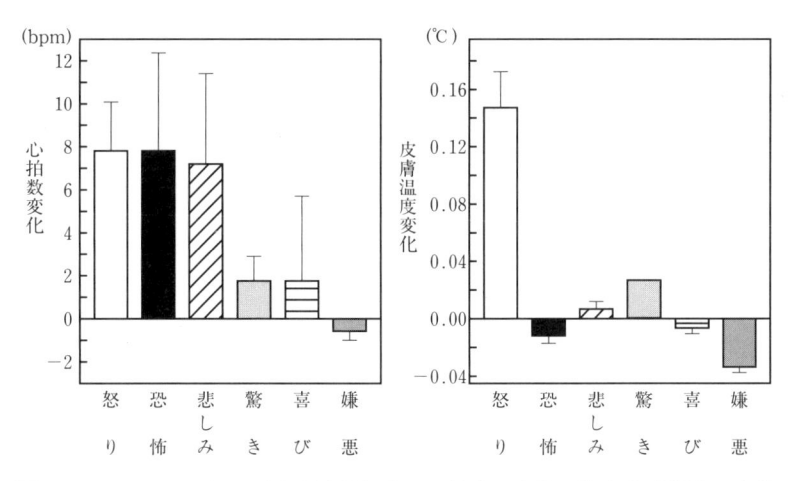

図3－6　FACSにもとづく表情生起時の心拍数の変化と指尖皮膚温度の変化
（Ekman et al., 1983）

者として実験を行った。平均年齢は祖母64.4歳，母親36.4歳，子ども5.8歳である。図3－7の写真に示すように，3名を実験室の椅子に腰かけさせ，"火事と小馬"という感動的なカラーアニメーションビデオ（その内容の要約は表3－1に示される）を20分間見せた。その前には中性刺激として大学のキャンパスが6分間上映された。ビデオ呈示中の3名の心拍数をパルスオキシメーターで測定し，顔面皮膚温度の測定はサーモトレーサー（赤外線放射温度計）を用いた。このほか，瞬目反応数も記録した。結果は統計的処理は行わずに各家族における祖母，母親，子どもの心拍数の変化，顔面皮膚温度を中心に検討した。図3－8は，Ｉさん家族の実験中における心拍数を5秒平均したもののトレンドグラフである。上が母親（MO），真ん中が子ども（CH），下が祖母（GM）のグラフである。この図の中で丸印をつけている部分は，ビデオのクライマックスのシーン（表3－1の最後の文章）である。図3－8で明らかなように，母親の心拍数はほとんど変化してい

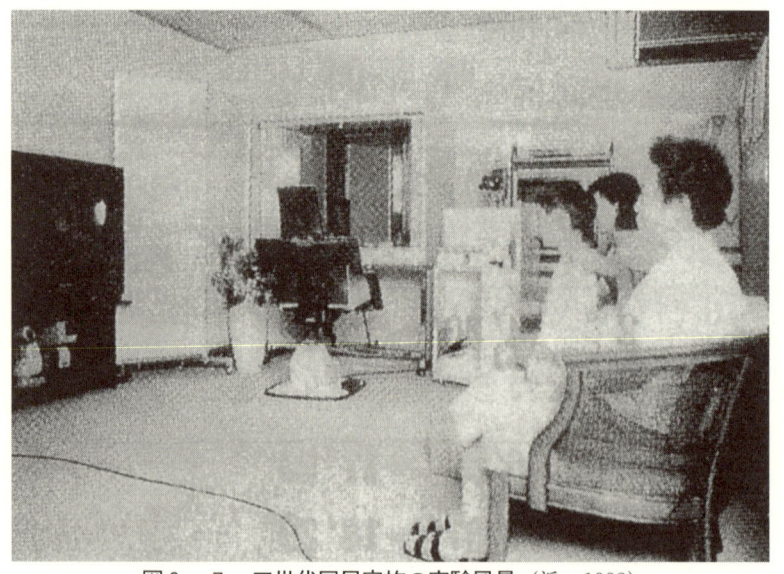

図3－7　三世代同居家族の実験風景（浜，1993）

表3-1　実験刺激ビデオ「火事と子馬」の内容

> 　ある村に住むキチという男の子は，足の悪い子馬，シロをたいそうかわいがっていた。しかし獣医から「シロの足が悪いのは生まれつきのものだから治らない」と言われた。キチの父親は，「足の悪い子馬を育てても仕方がない。10日間経ってもシロの足が治らなければ，そのときは潔く諦めろ」とキチに言い渡した。それでもキチは絶対に治してみせる，と毎日昼も夜も一生懸命シロの世話をした。明日までに足が治らなければ，シロが殺されてしまうという最後の日，キチは仲良しのハルという女の子と一緒に，シロに歩く訓練を施したが，努力の甲斐なくついにシロは歩くことができなかった。その夜，キチは馬小屋でシロに寄り添って眠った。
> 　夜半過ぎ，村の子どもたちの焚火の不始末が原因で火事が起こった。火事の気配を感じたシロに起こされて，キチが現場に駆けつけてみると，なんと炎に包まれていたのは仲良しのハルの家だった。村人たちが消火活動で騒然としている中に，炎の中に1人逃げ遅れたハルの名を叫び続けるハルの母親の姿があった。そのとき，茫然と立ちすくむキチが見たものは，燃えさかる炎の中へ飛び込んでいく白い馬の姿であった。急いでキチが馬小屋に帰ってみると，そこにはシロの姿はなかった。翌日，焼け跡から奇蹟的に助け出されたハルは，「シロが私を助けに来てくれたの。シロが私を穴の中に……」と言うのだった。
> 　数日後，野原で遊んでいたキチとハルは，草原の中で憩う馬の群れの中に，シロらしき子馬がいるのを見つけた。キチが「シロー」と呼ぶと，子馬は一瞬立ち止まってキチを振り返って見たがすぐに，空に天がけて，シロの姿は見えなくなった。キチは，あふれる涙を拭いながら，「さようならー」と手を振って子馬に別れを告げた。

ないが，孫と祖母の心拍数は上昇している。図3-9は，Iさん家族の祖母と子どもが涙を流している場面である。Iさん家族とほとんど同様の結果が他の4家族にもみられた。孫と祖母が，感情喚起過程で，共感性を示すことが示唆されたのである。

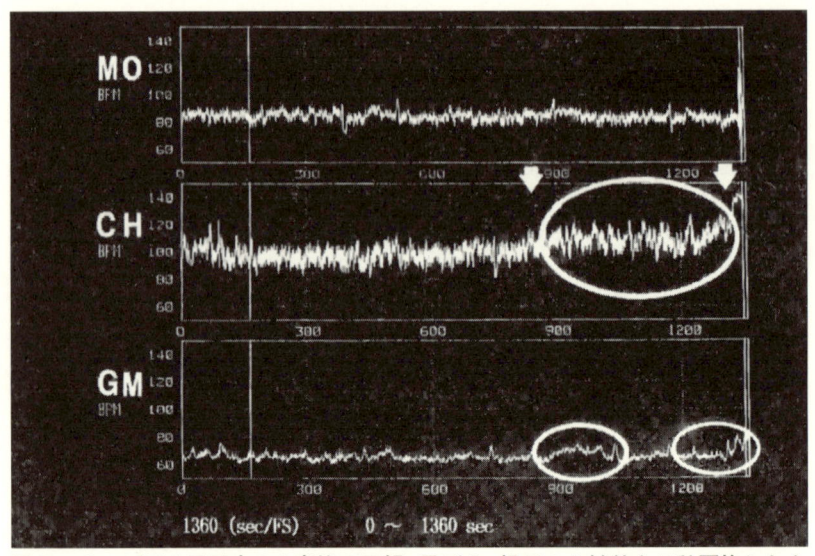

図3－8　ビデオ呈示中のI家族の母親・子ども・祖母の心拍数を5秒平均したもののトレンドグラフ（浜，1993）

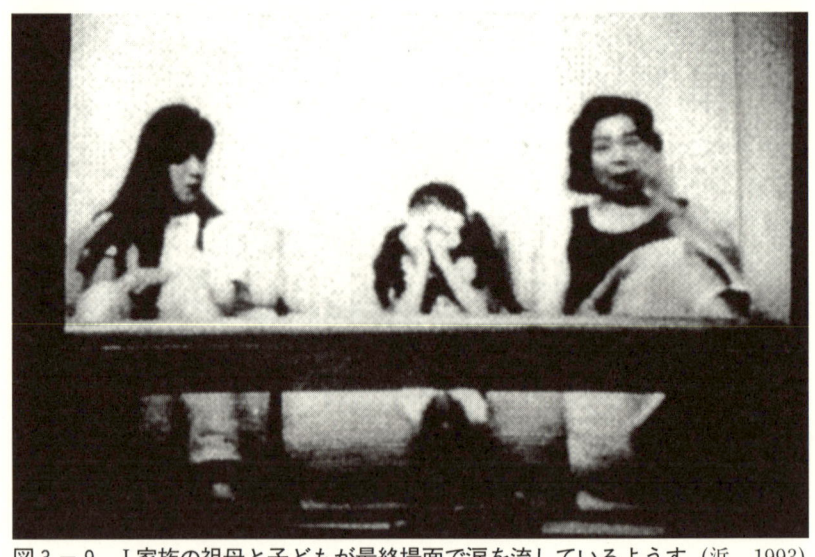

図3－9　I家族の祖母と子どもが最終場面で涙を流しているようす（浜，1993）

第3章　アセスメントの方法

6　調　査

　調査とは，ある目的をもって，現地で調査を行い，必要な情報を収集する方法のことである。世論調査のようなものもあるが，健康心理学の分野では，疫学的方法や臨床心理学的方法を採用することが多い。
　ここでは社会的サポートと病気との関係を取り扱った疫学的研究と，癌患者を対象とした手記法による研究をあげることにする。
［実例1］　高い社会的サポートと低い死亡率との関係
　社会的要因を強調する疫学者たち（Cassel, 1976；Cobb, 1976）の理論的研究から発展して，成人の地域住民をサンプルとした，いくつかの予測的研究が行われてきた。そこでは，社会的ネットワークと健康状態の結びつきが調査された。
　研究開始の時点で健康であったサンプルの時間的経過を通した変化が，良好な社会的サポートとコミュニケーションの有無と疫病の発生との関係から検討された。その主要な疫学的研究は，死亡率を最終的な測度としたものであり，たとえば6,928名の成人を9年間にわたって追跡したアラメダ郡での研究（Berkman & Syme, 1979）や，2,754名の地域住民を10年間追跡したミシガン州ティカムサ郡での研究（House et al., 1982），331名の高齢の男女をサンプルとして30か月追跡したノースキャロライナ州ダラム郡での研究（Blazer, 1982），そして2,059名の成人の地域住民を12年間にわたって追跡したジョージア州エヴァンス郡での研究（Schoenbach et al., 1986）といったものがある。これらの研究において，サポートは，社会的ネットワークの諸変数をさまざまに合成した構造的な測度によって指標化された。これら4つの研究のサンプルでは，いずれも社会的サポートが高水準であるほど，それぞれの予測期間を経た死亡率の危険性は低かった。

［実例2］　乳癌患者の不安と，子どもへの母性愛を手記法で探る
被験者：Kさん［主婦38歳，夫，子ども（小6女子，中1男子）］

　浜はKさんの乳癌再発後に数回にわたって心理学的カウンセリングを行い，Kさんの罹患後の死の不安，再発・転移の不安，小さい子どもへの母親としての思いなどを傾聴した。そのとき，浜はKさんに原稿用紙（400字）4枚程度で，Kさんの癌告知から入院，手術，退院，そして現在に至るまでの心情の変化を文章に綴っていただけないかと依頼したところ，快諾されたのである。ここではKさんの手記の一部を掲載する。

〈Kさんの手記・再発への不安〉
　局所再発治療中の現在，再発前の"再発への不安"をどれだけ正確に表現できるのかという懸念を抱きつつ時間とともに追ってみる。その前に乳癌告知前の状況を述べなくてはならないだろう。
　2年ほど前，娘のバレエの発表会の直後，左乳房にしこりを触れる。その後消失するが心配になり，婦人科で受診。異常なしと言われる。3年目にあらわれたしこりが，消失しないのでおかしいと思いつつ，すぐには受診せず，それでも気になるので近くの外科（専門ではない）で診てもらい，細胞診検査を受けるが，異常なしということで安心する。そのとき，しこりはかなりの大きさになっていた。そして5か月くらい経ち，しこりが急に堅くなってきたので受診，生検して乳癌と告知される。
　告知から手術までは再発への不安は脳裏をかすめなかった。乳癌という病気についてまったく知識がなかったためか，"ガン＝死"という思い込みによる死への漠然とした恐怖と，「どうしてもっと早くに対処できなかったのか……」という後悔の念でいっぱいだった。
　手術後，病気がどこまで進行しているのかという不安，前にも述べた後悔，そして死への恐怖が，交互に入り乱れ，毎夜のように恐ろしい夢を見た。"生きたい"という生への執着からか，「このまま時間が止まれば，永遠に家族と別れることはない」などと非物理的な思いに

繰り返し繰り返しかられたのを覚えている。それは死への恐怖以外の何ものでもなかった。

　初めて再発への不安を意識したのは，退院の際，主治医に「再発したらどうなるんでしょう」と訴えたときだったと思う。40日に及ぶ入院生活で乳癌を患った自分を受容し，体調の回復とともに精神状態は少しずつ安定して行ったように思われます。"ガン＝死"ではなく，再発するか否かが生への第一関門であると意識しはじめ，この頃より死への漠然とした恐怖は再発の不安へと変わっていったと思います。

　退院後，毎回の受診。そして，定期的な検査の結果を聞くたび，「再発したらどうしよう」と不安はピークに達し，結果がOKであれば，その不安は消失する。しかし，それも束の間，「腰が痛い」「咳，痰が出る」「頭痛がする」という健康的なときにはそれほど気にならなかった症状がすべて「再発したのでは……？」という不安に結びつき，不安の度合いの差こそあれ，退院後毎日24時間ずっと再発への不安と向き合っていたと思います。

　次に再発への不安を改めて認識したのは，薬の服用から解放されたときです。再発もなく無事に過ごせた喜びと同時に何の治療もしていないことへの不安が頭をよぎったのを覚えています。

　満4年目の再発告知。「もう大丈夫か……？」と思いつつあっただけに言葉で言い尽くせないほどの大きな衝撃を受けた。再発が現実のものとなり，確実に訪れるであろう死への恐怖が本物のものとなった。ところが今回は前回のようにうろたえはしなかった。切羽詰まった精神状態が「このままむざむざ死ねるものか」という闘争心を与えてくれた。「どこかに道はある」という一念で，多くの情報を集めそしてわかったことは，今の医学には限界があるという，でも未知の部分もあるということ。未知の部分に可能性を見いだした私は，自分の人生観をがらりと変え，それは死への漠然とした不安から私を解放してくれた。

　現在再再発への不安はある。質的には増したが，量的にはずいぶん

減った。日常生活では不安はほとんど感じなくなった。

　最後に再発への不安は癌を患った人に一生付きまとうものだと思う。不安から逃れられないであろう。その人の状況によって異なるが，正しい知識と情報を得，癌を患っている自分を受容し，再発への不安を最小限に止める対処法を身につけることが，唯一の治療法だと思う。

文　献

Ax, A. F.　1953　The physiological differentiation between fear and anger in humans. *Psychosomatic Medicine*, **15**, 433-442.

Berkman, L. F., & Syme, S. L.　1979　Social networks, host resistance and morality. *American Journal of Epidemiology*, **109**, 186-204.

Blazer, D. G.　1982　Social support and mortality in an elderly community population. *American Journal of Epidemiology*, **115**, 684-694.

Bridges, K. M. B.　1932　Emotional development in early infancy. *Child Development*, **3**, 324-341.

Cassel, J. C.　1976　Contribution of the social environment to host resistance. *American Journal of Epidemiology*, **104**, 107-123.

Cobb, S.　1976　Social suport as a moderator of life stress. *Psychosomatic Medicine*, **38**, 300-314.

Darwin, C.　1872　*The expression of the emotions in man and animals.* Chicago：University of Chicago Press.

Dennis, W.　1936　Infant development under minimum social stimulation. *Psychological Bulletin*, **33**, 750.

Ekman, P., Levenson, R. W., & Friesen, W. V.　1983　Autonomic nervous system activity distinguishes among emotions. *Science*, **221**, 1208-1210.

伊波和恵・浜　治世　1993　老年期痴呆症者における情動活性化の試み――化粧を用いて――　健康心理学研究, **6**, 29-38.

Hama, H.　1966　Evaluation of clinical depression by means of a Japanese translation of the minnesota multiphasic personality inventory. *International Journal of Psychology in the Orient*, **9**, 165-176.

Hama, H.　1971　A personality scale for susceptibility to conflict. *Japanese Psychological Research*, **13**, 34-44.

浜　治世　1993　三世代同居家族における祖母－母親－子どもの感情的相互作用に

関する実験的研究　感情心理学研究, **1**, 26-47.
Hathaway,S.R., & McKinley, J. C.　1940　A multiphasic personality schedule (Minnesota)：I. Construction of the schedule. *Journal of Psychology,* **10**, 249-254.
肥田野直(編)　1972　テスト　心理学研究法第7巻　東京大学出版会
House, J. S., Robbins, C., & Metzner, H. L.　1982　The association of social relationships and activities with mortality：Prospective evidence from the tecumseh community health study. *American Journal of Epidemiology,* **116**, 123-140.
鎌原雅彦・宮下一博・大野木裕明・中澤　潤(編)　1998　心理学マニュアル　質問紙法　北大路書房
本明　寛(監修)　1989　評価・診断心理学辞典　実務教育出版
Schoenbach, V. J., Kaplan, B. H., Fredman, L., & Kleinbaum, D. G.　1986　Socialties and mortality in Evans County, Georgia. *American Journal of Epidemiology,* **123**, 577-591.
Taylor, J. A.　1953　A personality scale of manifest anxiety. *Journal of Abnormal Social Psychology,* **48**, 285-290.
続　有恒・村上英治(編)　1975　質問紙調査　心理学研究法第9巻　東京大学出版会

《topics》
❖ **ストレスチェックリスト**

　ストレスに関する尺度として，ストレッサーに関する尺度，ストレス反応に関する尺度，コーピングに関する尺度などがあります。ここでは尾関(1993)による大学生用のストレス反応尺度を紹介します。
　次の1から35まで，ここ1週間のあなたの心と身体の状態や行動をよく表すように4件法(0：あてはまらない，1：ややあてはまる，2：かなりあてはまる，3：非常にあてはまる)で回答をします。

1. 悲しい気持ちだ。　　　　　　　　　　　　(0−1−2−3)
2. 重苦しい圧迫感を感じる。　　　　　　　　(0−1−2−3)
3. 不機嫌で，怒りっぽい。　　　　　　　　　(0−1−2−3)
4. 泣きたい気分だ。　　　　　　　　　　　　(0−1−2−3)
5. 不安を感じる。　　　　　　　　　　　　　(0−1−2−3)
6. 怒りを感じる。　　　　　　　　　　　　　(0−1−2−3)
7. さみしい気持ちだ。　　　　　　　　　　　(0−1−2−3)
8. びくびくしている。　　　　　　　　　　　(0−1−2−3)
9. 憤まんがつのる。　　　　　　　　　　　　(0−1−2−3)
10. 心が暗い。　　　　　　　　　　　　　　　(0−1−2−3)
11. 恐怖感をいだく。　　　　　　　　　　　　(0−1−2−3)
12. 不愉快な気分だ。　　　　　　　　　　　　(0−1−2−3)
13. 気分が落ち込み，沈む。　　　　　　　　　(0−1−2−3)
14. 気がかりである。　　　　　　　　　　　　(0−1−2−3)
15. いらいらする。　　　　　　　　　　　　　(0−1−2−3)
16. 頭の回転が鈍く，考えがまとまらない。　　(0−1−2−3)
17. 他人に会うのがいやでわずらわしく感じられる。(0−1−2−3)
18. 話や行動にまとまりがない。　　　　　　　(0−1−2−3)
19. 話すことがいやでわずらわしく感じられる。(0−1−2−3)
20. 根気がない。　　　　　　　　　　　　　　(0−1−2−3)
21. 自分の殻に閉じこもる。　　　　　　　　　(0−1−2−3)
22. 行動に落ち着きがない。　　　　　　　　　(0−1−2−3)
23. 生きているのがいやだ。　　　　　　　　　(0−1−2−3)
24. 何も手につかない。　　　　　　　　　　　(0−1−2−3)
25. 人が信じられない。　　　　　　　　　　　(0−1−2−3)
26. 体がつかれやすい。　　　　　　　　　　　(0−1−2−3)

27. 呼吸が苦しくなる。　　　　　　　　　　　　(0－1－2－3)
28. 体がだるい。　　　　　　　　　　　　　　　(0－1－2－3)
29. 動悸がする。　　　　　　　　　　　　　　　(0－1－2－3)
30. 脱力感がある。　　　　　　　　　　　　　　(0－1－2－3)
31. 吐き気がする。　　　　　　　　　　　　　　(0－1－2－3)
32. 動作が鈍い。　　　　　　　　　　　　　　　(0－1－2－3)
33. 胸部がしめつけられる感じがする。　　　　　(0－1－2－3)
34. 頭が重い。　　　　　　　　　　　　　　　　(0－1－2－3)
35. 耳鳴りがする。　　　　　　　　　　　　　　(0－1－2－3)

　回答の合計点を出してください。大学生を被験者とした場合，平均は19.78点（標準偏差14.04）（尾関ら，1994）であり，おおむね5点以下であればストレス反応が少なく，6点から33点であれば普通，34点以上であればストレス反応が高いとみてよいでしょう。
　　　　　　　　　　　　　　　　　　　　　　　　　　　　（折原茂樹）

［文　献］
尾関友佳子　1993　大学生用ストレス自己評価尺度の改訂——トランスアクショナルな分析に向けて——　久留米大学大学院比較文化研究科年報, **1**, 95-114.
尾関友佳子・原口雅浩・津田　彰　1994　大学生の心理的ストレス過程の共分散構造分析　健康心理学研究, **7**(2), 20-36.

第4章
アセスメント法の必要条件

はじめに

　そもそも測定という操作は，物理的な対象に対するものを頭においての概念から生まれてきたものと考えられる。したがって，測定されるものが物の長さであったり，重さであったりする一方，測定する道具も物差しとか，秤のような固定したものを考えていればよかったのかもしれない。物理的測定といっても，測定対象が無生物でなく，生物となると測定も大分意味がむずかしくなってくる。有名な古典とされるベルナール (Bernard, C.) の『実験医学序説』にも物理学と違い，生物の現象を測定することがいかに至難かについて述べられている。心理学の歴史の中でも，精神物理学をめざしたフェヒナー (Fechner, G. T.) にみられるように，物理的事象と精神的事象との対応関係を数量的に明らかにしようとしたことも知られている。

　しかしながら，対象が生物である"ヒト"であり，さらにその外見的なものから，内面的なものに迫ることになると，測定という概念では把握しきれないことが明らかになってきている。これに代わってアセスメント (assessment) が用いられる所以でもある。ここではアセスメント法について，その基本となる必要条件をまず考えることとする。

1　信頼性

　信頼性 (reliability) は，ある検査を同一の対象に同一の条件で実施した場合，同一の結果が得られるかどうか，その程度をさす。言い換えれば，検査の偶然的変動の少なさの程度ともいえる。
　物理的測定にたとえれば，物の長さは測るときによってその値が違っては困る。もし伸び縮みするゴムのテープに目盛りをつけたもので，物の長さを測るとすれば，その時その時の引っ張り具合で測られる長さが変わってしまうことになり，同じ対象の長さを測っても，いつも同じ長さの測定を得ることはできない。竹で作った"ものさし"は，通常，その変化をほとんど問題としない布とか，紙の長さを測るのに使われる測定道具だが，精密な機械部品の長さを測るのであれば，温度，湿度によって影響されることのない測定道具が必要とされるだろう。心理測定でも，基本的には，これと同じように安定した測定道具としての条件が必要とされる。
　信頼性は，次の3つに分類される。

安定性 (stability)
　ある検査を一定期間をおいて2度実施した場合，その結果がどのくらい安定したものであるかということである。これには，再検査法により同一の検査の1回目と2回目の結果間の相関係数を求めて検討することになるが，その間の期間が短かければ，記憶の影響を考慮しなければならず，1年以上などと長ければ，その間の学習とか，発達の影響を考慮しなければならなくなる。いずれにしろ，この相関係数，すなわち信頼性係数を表示する場合には，その間の期間を（たとえば3か月というように）明らかにしておかなければならない。

等価性 (equivalence)

ある検査と内容的,論理的にできるだけぴったり対応し,困難度も等しいもう1つの検査をつくり,同一の被検者にこの2つの検査を実施した場合,その結果がどのくらい一致するかということである。これは平行検査法と呼ばれ,両者の検査結果間の相関係数を信頼性係数とするものである。この信頼性係数は等価な検査の作成の難しさ,実施時期のズレなどが,誤差となり,やや低めになりやすいとされる。

内的整合性 (internal consistency)

ある検査内の各項目(問題)がすべて前述の等価な検査の要件を満たしているとすれば,検査を二分し(たとえば問題番号の奇数と偶数で分ける),一組の等価な検査とすることができる。これを実施した場合,その結果がどのくらい一致するかということを両者の相関係数を求めて調べることになる。これを折半法と呼ぶが,この場合,項目数がもとの検査の半分になるので,得られた相関係数を修正して(注1),信頼性係数 (r_t) を求めることになる。折半法では,検査をどのように分けるかで誤差が考えられる。この分け方のすべての組合せの平均を求める方法として,クーダー・リチャードソンの公式(Kuder-Richardson formula)(注2)もある。この信頼性係数は1回の検査の実施で検討できるので,実施時期によるズレは生じないが,等価な項目といえない部分は誤差となり,やはり低めの信頼性係数となる。しかし,そのことは得られた係数を過大評価する恐れはないともいえる。

検査採点の客観性と呼ばれるものも必要条件としてあげる場合があ

(注1) $r_t = \dfrac{2r}{1+r}$

(注2) クーダー・リチャードソンの公式

$$r_t = \frac{n}{n-1} \cdot \left(1 - \frac{\sum p(1-p)}{S^2}\right)$$

るが，これは同一の答案に対する採点の一致度をいうもので，むしろ信頼性の一部分といってよい。客観式の出題方法，たとえば多肢選択式（multiple choice type）であれば，マーク・シート方式によるコンピュータ採点が可能であり，当然一致した採点となる。しかしながら，記述式，論文式（essay type）の出題方法による検査では，実際に採点者が違えば同一の答案に異なる得点がついたり，同一の採点者でも採点の状況によって同一の答案に異なる得点をつけることも出てくる。採点の客観性が欠ければ誤差はそれだけ増し，検査の信頼性が低下することになる。

　一般に，検査の信頼性を高めるためには，採点の客観性のほか，項目（問題）の困難度を適当（50％前後）にし，内容に誤解されやすかったり不正確なところをなくし，まぐれに正答を得るチャンスを少なくし，識別値の低い項目（問題）を排除するなどが考慮され，実施条件も一定にすることが求められる。

2　妥当性

　妥当性（validity）は，検査が測ろうとしているものを正しく測っているかどうか，その程度をいう。言い換えれば，検査がその目的にかなったものであるかどうかを示すのが妥当性であるといってもよい。
　物理的測定にたとえれば，われわれは身長を測るのには"ものさし"を使い，体重を測るのには"はかり"を使う。身長と体重との間にかなり高い相関があれば，"はかり"を使わずに，"ものさし"を使って身長を測ることから，体重を推定することもまったく不可能ではないかもしれない。しかし当然のことながら，体重を測るのには，"はかり"の方が妥当性の高い測定道具といえる。
　心理測定では，先に述べたとおり物理的測定のように直接に測定道

具で測れるものは少なく，体重を"ものさし"で測るのに近いような測定がないともいえない。いずれにしても，測ろうとするものにふさわしい測定道具であることが求められる。

妥当性は，次の3つに分類される。

基準関連妥当性（criterion-related validity）

この妥当性は，検査結果が測定対象となっているもののほうの基準（criterion）とどのくらい相関があるか，その程度をいう。さらに，この基準関連妥当性を2つに分けて，予測的妥当性（predictive validity）と併存的妥当性（concurrent validity）と呼ぶことがある。

その基準が将来の実績におかれる場合には，検査結果が将来を予測することになり，予測的妥当性と呼ばれる。採用試験の妥当性を採用後の実務成績を基準として検討したり，入学試験の妥当性を入学後の学業成績を基準として検討する場合がこれにあたる。

一方，同じ時に同じような面を測っている他の測定結果を基準として，それとの相関を求める場合には併存的妥当性と呼ばれる。新しい集団知能検査の妥当性を，すでに標準化されている個別知能検査の結果を基準として検討する場合がこれにあたる。

この基準関連妥当性の指標として妥当性係数が用いられる。これは検査結果と基準測度との相関であり，たとえば，ある職務に対する適性検査の妥当性係数は，検査成績とその職務についてからの実務成績との相関係数ということになる。

内容的妥当性（content validity）

この妥当性は検査の実施前になされるもので，検査の内容が測定対象となっているものの偏らない良い標本となっているかどうかということである。学力検査などでは，それを構成する個々の問題（item：項目）が測ろうとする領域をうまく網羅し代表するものでなければならず，偏った部分だけのものでないことが求められる。

表4-1 項目分析表の例

選択肢番号	1	②	3	4	5	無答
上位	6	70	11	9	4	0
中の上	8	61	13	12	6	0
中の下	10	49	16	14	11	0
下位	13	28	22	18	15	4
計	37	208	62	53	36	4
%	9.2	52.0	15.5	13.3	9.0	1.0

②が正答(正答率52%)　識別値 (0.42)

構成概念妥当性 (construct validity)

　この妥当性は，検査の結果がどのような心理的特性を測定しているかについて十分に吟味されているかどうかということである。したがって，この検討は検査を支える理論の正当さの吟味でもある。検査結果での高得点と低得点の差が何を意味するのかがはっきりしていれば，その検査は十分測定道具として役に立つものといえる。

　妥当性係数による検討は，検査と基準との関係によって行われるばかりでなく，項目（個々の問題）と基準との間についても検討される。項目分析（item analysis）がそれであるが，検査直後では，前述の例の実務成績のような外部基準が得られないので，内部基準として，その検査自体の成績，検査の総得点が用いられる。

　学力検査での項目分析の手続きの一例を示す。答案を検査得点によって高い方から順に並べ，それを上位，中の上，中の下，下位の4つの群に4等分し，各群に属する受検者がどのように解答したかを調べる。多肢選択式の出題形式では，どの選択肢を正答と考えて選んだかを調べ，項目分析表（表4-1）を1項目（1問）ごとに作成する。そして項目と基準（通常は検査得点）との相関を示す識別値（注：上位に正答が多く，下位に少ないと正の相関が得られ，識別度が高いということになる）と，全体の総点や項目（問題）の難しさの程度を示す正答率を求め，それぞれの選択肢への解答の分布状態を検討し，項目の良否，特性を吟味するものである。

さらに進んだ分析に項目応答理論（item response theory）に根ざす項目特性曲線（item characteristic curve）の検討がある。

項目特性曲線は，縦軸に項目正答率，横軸に測定する特性値（検査得点）をとって描かれ，勾配で識別度を示し，正答率50％と交差する位置で困難度を示すことで，項目の特徴を示すことができる（図4－1）。

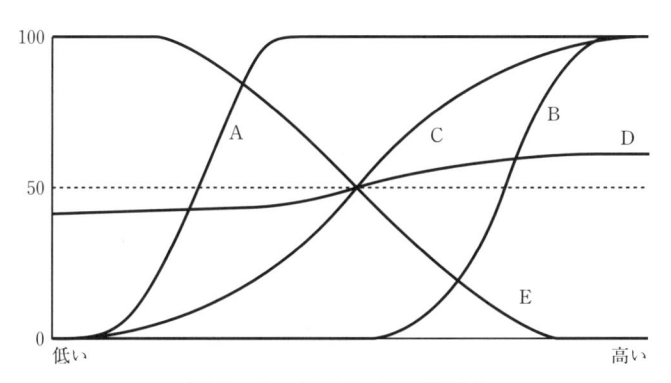

図4－1　特性値（検査得点）

項目A…平均の水準と低い水準を識別するがやさしい項目
項目B…高い水準と平均の水準を識別するが難しい項目
項目C…難しさ中位で，どの水準でもほぼ同じ識別力を示す項目
項目D…難しさ中位だが，識別力はほとんどない項目
項目E…難しさ中位だが，水準とでき具合が逆になっている項目

3　基準（標準化）

何らかの形でアセスメントがなされる場合，それは質的にか量的になされる。質的というのは形容詞で「明るい」「強い」というような表し方であり，量的というのは数字での表し方であり，典型的なものに得点がある。質的な表現でのアセスメントでも，それがたとえば「強い」「やや強い」「普通」「やや弱い」「弱い」というように5段階で示

されるならば，量的に近くなるし，それに「5」「4」「3」「2」「1」をあてるならば量的なアセスメントとなる。

　量的アセスメントである得点も，質問紙法のように与えられた項目に「はい」（または「いいえ」）と応答した数とか，問題に対する正答の数は素点（raw score）と呼ばれる。しかし素点だけではアセスメントとならない。わかりやすい例として学力検査を取り上げると，ある検査が80問からなっていたとして，それで56問正解し，1問1点として56点を得た場合，他に情報がなければ，56点が何を意味するのかわからない。ここでいう情報が基準（criterion）ということになる。

　基準には目標準拠（criterion referenced）によるものと，集団準拠（norm referenced）によるものとがある。前者は絶対的な基準であり，評価者が理論的にあらかじめ設定している水準とか，目標に到達しているかどうかを評価するもとになるものである。前述の学力検査の例では，全問正解の80満点が到達目標であれば，56点は目標の70％に到達していることを示すことになるし，40点が必要とされる最低到達目標であれば，56点はそれを超えているものとされる。最低合格点はこの考え方から生まれたものである。

　これに対して後者は相対的な基準である。得点（素点）は基準となる集団の分布の平均と標準偏差で比較される。基準となる集団には，知能偏差値のように，全国的に同年齢の集団が取り上げられるものや，同学年の集団とか，同じ地域の集団とか，ケースによって決められるものがある。素点は規範的得点（normative score），たとえば偏差値（deviation score）に換算されることで相対的位置が明確になる。前述の学力検査の例では，もし基準集団の平均が52点，標準偏差が8.0であれば，素点56点は平均より4.0，すなわち標準偏差の0.5倍上回り，偏差値は55点となる。その分布が正規分布であれば，標準正規分布表から，その位置が上から約31％にあることがわかる。

　基準集団が全国的でしっかりしたもので構成されていれば，その偏差値は標準得点（standard score：T得点）とも呼ばれる。このよう

な正規分布から生まれた同種の換算点には，偏差IQ，5段階点などがある。

正規分布を前提としていなくても，標準化にあたって，全国的でしっかりした基準集団を用いて，相対的位置を示すものにパーセンタイル順位がある。これはその得点がその下に基準集団の何％をもつ位置にあるかを示すものである。

4　実用性（費用対効果）

アセスメント法を考えるにあたって，理論的な観点から必要条件を考えることが重要であることはいうまでもないが，実際の適用に際して，それだけでは十分とはいえない。その1つに表面的妥当性（face validity）の問題がある。これはアセスメントを受ける側からみても，そのアセスメント法が見かけからも，妥当性あるものととらえられているかどうか，ということである。この条件は，一見，本質的でないように思われるが，そこが単なる物が測定対象となっているのでなく，生きた"ヒト"が対象となっていることを特徴的に示すものである。見かけとはいえ，それが納得のいくものと受け取られなければ，本質的な意味での妥当性をも失うということを忘れてはならない。

テストの定義にもあるように，それは本質的に行動のサンプルを客観的に標準化したものである。したがって，行動そのものに近づけば近づくほど，妥当性も信頼性も高いアセスメントが得られることになる。たとえばパーソナリティを把握したいとして，面接法を用いる場合でも，評定者を複数にし，面接の回数を増やした方がよいだろうし，場面を多角的にする集団面接の機会を加えるのもいいだろう。さらにいえば，評定者と数日，起居を共にし合宿するなどして，うわべだけでは見られない姿に迫ることもできるだろう。実際にそのようなアセ

スメント法を幹部候補者の採用試験に用いている例もある。しかしながら、そのような方法を一般に用いることは多大の労力と費用をかけなければならず、限られた場合以外には用いられない。前述のようにテストを、そもそもあえて行動のサンプルとして位置づけている所以でもある。テストの歴史でも、個人知能検査が集団検査に変わった事情がそのことを示している。

　アセスメント法の必要条件としていろいろとあげてきたが、もっとも重要な条件は何といっても妥当性ということになる。先に記した中で基準関連妥当性は、確かにアセスメント法の検討の出発点となった考え方であるが、そもそも目標とされる基準そのものも、やはり測度であり、またそれ自体の妥当性が問われる性質をもっている。したがって、何のためのアセスメントかにもよるが、内容的妥当性や構成概念妥当性を重視する考え方が有力になってきている。冒頭にアセスメントの対象となるものがサンプルであることを述べたが、問題は、ある人のある時、ある状態でのアセスメントが、その人のどういう実体のサンプルとなっているかについて、十分に検討することが大切である。形式的な扱いにとどまらない深い洞察に基づく解釈が、アセスメントに際しての必須条件であることを忘れてはならない。

文　献

ベルナール C.　三浦岱榮(訳)　1952　実験医学序説　創元文庫
池田　央　1994　現代テスト理論　朝倉書店
リン R. L.(編)　池田　央・藤田恵璽・柳井晴夫・繁桝算夫(編訳)　1992　教育測定学　第3版　みくに出版
　(Linn, R. L. (Ed.)　1989　*Educational measurement*. 3rd ed. Macmillan.)

《topics》
❖ 妥当性尺度

　質問紙法検査では，質問を読んで選択肢を選ぶという形をとるため，被検者がどのような態度で受検したかということが問題となります。自分をよくみせかける，他者の援助を求めるために自分の病的な部分を強調する，でたらめに回答する，質問の意味をきちんと理解しないまま答える，といった態度で受検する人たちもいるでしょう。言うまでもなく，こうした歪んだ受検態度で回答した検査の結果は，その人の真の姿を反映していると考えることはできません。

　どのような受検態度の歪みが，どの程度みられるかを把握するための尺度を妥当性尺度といいます。妥当性尺度を取り入れている検査では，本来測定したい特性のための質問項目群の中に，「選挙でよく知らない人に投票したことはない」というような妥当性尺度用の質問項目群をまぎれこませています。

　妥当性尺度によって，受検態度が歪んでいると判断された場合には，その歪みを考慮しつつ結果を解釈するか，歪みが著しい場合には検査結果が妥当ではないとして解釈を断念することになります。妥当性尺度は，このように解釈にあたっての補助的な用い方をするためだけのものではありません。たとえば「他者に対して自分の病的なところを強調する傾向があるかもしれない」というように，妥当性尺度それ自体が，被検者を理解するのに役立ちます。

　もっとも妥当性尺度に力をいれている検査としては，ミネソタ多面人格目録（Minnesota Multiphasic Personality Inventory: MMPI）が知られています。通常の検査では，たとえ妥当性尺度が採用されるとしても1種類程度なのですが，MMPIでは，疑問尺度（回答に迷った程度），L尺度（はっきりと好ましい印象をつくろうとしながら回答した可能性），F尺度（でたらめに回答した可能性），K尺度（好ましい印象をつくろうとした可能性。ただしL尺度ほどあからさまなものではない）と4種類が用意されており，多角的に受検態度の歪みを検知できるように工夫されています。

　妥当性尺度を用いるということは，質問項目が増えるということでもあり，被検者に余計な負担を求めることにつながります。そのため，実際に妥当性尺度を採用している検査は限られています。代表的なものとして，MMPI，TEG（東大式エゴグラム），矢田部・ギルフォード性格検査（M-G性格検査）などがあります。

（篠﨑信之）

第5章
アセスメントの留意点

1　心理アセスメントの展開と健康心理学

　心理アセスメントの発展は心理臨床を核にパーソナリティ理論，テスト理論，心理統計の発展とともに広がりをみせてきた。比較的新しい領域である健康心理学は，従来私たちが慣れ親しんできた病院臨床を中心とした，学校臨床，矯正臨床など従来の心理臨床に比べるとアセスメントの経験の蓄積は少ない。また，対象とする領域が広く，アプローチの方法が多様なので，きちんとした体系的なアセスメントの枠組みも十分には提供されていない。したがって，とくに健康心理学的視座を意識した適切なアセスメントのパラダイムを理解する必要があろう。

心理臨床家のアプローチの姿勢
　医師と心理臨床家のクライエントに対するアプローチの違いを，コントラストを強調して表現すると，医師の姿勢は「原因を探り，症状に対処する」のに対し，心理臨床家の姿勢は「クライエントの問題を

共有し，共に歩む」ということになるのであろう。氏原（1991）は前者のアプローチを一般性，後者を個別性と表現した。

　医療では同じ患者に対して，医師のもつ技術に差はあっても治療法は客観的に最適な方法がとられ，これは一般性をもった事実として決定される。一方，心理臨床ではクライエントとの関わりは出会いという一回性であり，同じクライエントに対して，同じような問題の解消が行われたとしても対応する心理臨床家が変われば，そこには一回性の個別的な，異なったプロセスが生じていると考える。医療では代診することは可能であるが，心理臨床ではクライエントと心理臨床家との関係に第三者が治療的に介入することはできない。

　高塚（2001）は医師の"診立て"と心理臨床家の"見立て"との違いをこのようなアプローチの違いとして説明している。ただし，たとえば，行動療法的なアプローチでは，心理臨床においても当然一般性が強調され，医療においても精神力動的な立場では個別性が強調される。また，クライエントが一般性と個別性を求めて，精神科の医師の診療を受けながら，心理臨床家のカウンセリングを受けることは珍しいことではない。

　健康心理学の観点からみた見立ては，健康心理学がウェル・ビーイング（well-being）を目指した，よりよきライフスタイルを形成するという具体的で積極的な枠組みをもつことから，従来の心理臨床のアセスメントに比べて，その対象は心の健康よりは生活習慣の健康にあり，アプローチの方法は個別性の比重よりも，より一般性が強調された"見立て"となろう。

パーソナリティ理解の位相

　アセスメントを行うにあたって，パーソナリティの全体像をどう把握すべきなのか。齋藤（1991）はパーソナリティの構造的な布置として2つの側面，自己モニタリングが可能で主観的・内的体験次元（S）と，他者からのみ観察され，自己観察・理解の中には入り得ない次元

(O)を図5−1のように示した。これによると私たちのパーソナリティのバランスはSとOとの比率で示される。この比率は左に行くほどSが増し，右に行くほどOが増す。たとえば，人格の位相を個人間の人格機能水準の変化としてみた場合，健康な人や神経症の人，精神病の人をこの図にプロットすると，左から右へ健常圏から精神病圏への移行とみることができる。

また，個人内の変動，すなわち，一人の人の心の状態の揺らぎとしてみると，SからOの方向への揺らぎは退行や自我のチェック機能の低下を示し，OからSへの変化は自律や統合を示すとみればよい。心理アセスメントを行ううえで，この模式図とそれぞれの病態水準で得られるパーソナリティの情報は，健常圏では主観次元で十分に得られるのに対し，精神病圏では客観的情報に依存せざるを得ない。また個人のパーソナリティ情報も自律的な状況では自己観察情報が有効であるが，退行などへの揺らぎの状況では他者の観察による客観次元の情

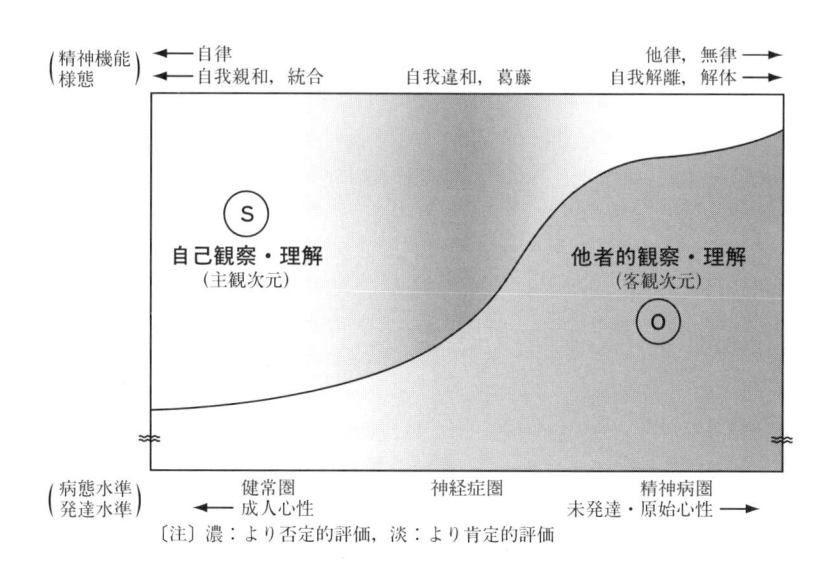

図5−1　人格理解の位相（齋藤，1991）

報が必要となる。

　健康心理学では，主要な対象は日常的には社会に適応している人たちなので，アセスメントの対象のほとんどはこの図の左半分に位置していると考えればよい。したがって，投影法などよりも，構造化された面接や質問紙法などが主要なアセスメントの方法として想定される。

　心理アセスメントの方法論はどのように展開し，健康心理学におけるアセスメントにはどのような特徴があるのだろうか。岡堂（1994）は「ある人物の人柄や性格の見立ては，生活の場におけるその人の振る舞いや行為をあるがままに観察し，そのデータを一定の規準に当てはめて判定することである」とし，この見立てが心理査定なのだとしている。さらに，「心理査定には異常性や精神病理の見立てとしての心理診断を含むだけではなく，その人物の潜在能力や，健康で積極的な適応力の見立てを一層重視するところが，精神医学的な診断との大きな違いである」と心理アセスメントの特徴を述べている。

　健康心理学における心理アセスメントでは，潜在能力や積極的な適応力に比重をおいた見立てが求められるのであるが，病院臨床などで相当重視される病理に対する関心よりも健康心理学ではその人のおかれた生活環境に対する関心の方が大きい。

　このように心理アセスメント（psychological assessment：心理査定），見立て，診立てといった用語は立場によってやや違ったニュアンスで用いられている。

健康心理学における心理アセスメント

　健康心理学における心理アセスメントはどのような流れの中で形作られてきたのだろうか。岡堂（1994）が示す心理アセスメントのパラダイムを黒岩が表にまとめたものが表5－1である。

　岡堂は，計量的分析に厳密な「テスト理論」，精神力動をテストとしてとらえようとする「精神分析的パーソナリティ理論」，行動の観察や調査が主でパーソナリティテストを使うことには積極的ではない「学

表5-1 心理査定を支える基礎理論

心理査定モデル	基礎理論	アプローチの方法	特徴
心理測定モデル	テスト理論	計量的分析	・厳密な実験計画によって標準化が行われた性格検査や知能検査によって客観的に計量的に判断される ・判定において微妙なニュアンスや個別性が軽視される ・テストの客観性、信頼性、妥当性が重視される ・可視的に測定できない深層や無意識は対象にしにくい
精神力動モデル	精神分析的パーソナリティ理論	葛藤などの内的力動性	・投影法を用いて個人の独自な葛藤の解決や対人的な関わりの特殊性を解明することで具体的な援助を考える ・投影法では得られた諸要素の個別性から個人の特性における有機的相互関連性も把握できる(客観的性格検査では個人の特性における内的関連も把握できる機能は知りえない) ・投影法は概して計量的な実証性に欠ける
行動理論モデル	学習理論	学習による行動変容	・葛藤などの不可視的なものは対象とはせず、観察できる行動だけを対象とする(精神力動論とは対照的) ・神経症などを含めて不適応な行動のすべてを学習された不健康な学習慣と考えるので、行動療法の対象となる ・自己主張トレーニング法やダイエット・トレーニング法などがある ・実施前に簡単な心理テストが工夫されているが、心理査定全領域からみると地位は占めていない
生態システムモデル	特定の理論に依拠しない	個人としての人間を総合的に査定する	・1980年代後半になって登場 ・生態系の中の人間の存在と福祉を目標とする ・個人や集団が関わるコンテクストを多面的他水準的に把握しようとする ・心理テストのデータ、生活空間、個人史的事実などを総合してパーソナリティを記述することを重視する

第5章 アセスメントの留意点

習理論」の3つの立場を，従来の心理アセスメントを構成してきた基礎理論としてとらえ，従来の心理アセスメントの基本的なモデルの長所と短所を示した。そして，特定の基礎理論にとらわれない，統合した形の生態システムモデルが心理アセスメントとして必要なのだと述べている。

　生態システムモデルでは私たちの多様な生活場面を生態システムとして多面的多水準的にとらえる。この広がりをもった情報収集は，結果として生態システムの中でクライエントが関わるコンテクストを浮き彫りにする。生態システムモデルでは生態システムを4つの水準に分け，それぞれの水準において多様なバリエーションで情報を収集しており，これを多面的多水準的と表現している。この岡堂の4つの水準を黒岩が集約してまとめたものが表5-2である。

　水準Aは現在の生活空間での現実生活のコンテクスト，水準Bは過去の生活史におけるエピソード，水準Cは意識しうる自己像，水準Dは気づくことのできない内面の情報である。それぞれの水準が面接，客観テスト，投影法といった情報源の種類とどう関わり，それぞれの水準へどうアプローチするのか，という多様な関与の仕方を多面的と表現している。

　このように，心理臨床を中心に展開してきた心理アセスメントも，それぞれの立場の拠って立つ基礎理論にこだわらずに，パーソナリティを総合的に記述する方向へと展開してきている。主に何らかの不適応を抱えたクライエントを対象としてきた今までの心理臨床に比べ，健康心理学の実践における心理アセスメントは，不適応を示すクライエントを対象とするだけではなく，現在，とくに表面的には不適応な状況にないクライエントに対しての教育的，予防的な対応までもが要請される。

　したがって，4つの水準のすべてがほぼ均等に割り振られる病院臨床などに比べると健康心理臨床においては水準Aから水準Cまでが，主要なアセスメントの対象となろう。

第5章 アセスメントの留意点

表5-2 生態システムモデルの4つの水準

水準	情報の種類	記述の内容	情報源の種類	各理論モデルの対応	注意事項
水準A 生活空間内の脈絡	生活空間内での生活の様子	・社会的（家庭・近隣・学校・職場）な立場や身分・役目 ・対物的（動植物や家具・家具など）なものにおける脈絡	面接 客観テスト 投影法	心理測定 ○ 精神力動論 × 行動理論 × 生態システム ○	・親兄弟や親友などの評価・コメントを用いることもある
水準B 生活史上のエピソード	生活史上で求められてきた生存の意味や価値	・現在の生き様に影響を与えている生活史上の重要な事実やエピソード	面接 客観テスト 投影法	心理測定 × 精神力動論 ○ 行動理論 × 生態システム ○	・面接での暗い過去への回想がネガティブな記憶のリハーサルになると、不健康な強化を生じるので注意する ・本人や家族の自発的な言及を待ち、暗い面が語られたときには、その問題行動を肯定的に意味づけるレフレーミングを行う
水準C 意識的な自己像	意識的に気づいている自己像	・面接、質問紙法性格検査、文書完成法などへの被験者の反応や回答から明らかにされる人物像	面接 客観テスト 投影法	心理測定 ◎ 精神力動論 △ 行動理論 △ 生態システム ○	・より望ましい自分を示そうとする反応をすることがある ・援助を求めるために、より病理的反応を示すことがある ・MMPIなどは上記の反応の歪みを補正する機能をもつ ・他者に対して自己像の一部を隠蔽しようとすることがある ・自己像の隠蔽に対しては投影法で解明する可能性がある ・隠蔽の解明はよりよい援助を目的とする
水準D 私的象徴的なコミュニケーション	気づいていない無意識的、前意識的な内面の情報	・投影法のデータに象徴的に示された内面世界の解釈 深層情報	面接 客観テスト 投影法	心理測定 △ 精神力動論 ◎ 行動理論 × 生態システム △	・深層情報の解釈に関しては過剰な解釈を行わないように慎重に取り扱わなければならない

79

2　選択およびバッテリー構成上の留意点

健康心理アセスメントの選択とバッテリー構成
　健康心理アセスメントは具体的にどのような場面で何を評価することが求められるのであろうか。健康教育の面から健康心理アセスメントを考えてみよう。
　私たちがもともと健康な状態にあるにせよ，現在あるレベルの疾病の状態にあるにせよ，健康教育の目標は私たちが生活する環境において，日常生活の中でウェル・ビーイングを保つライフスタイルを形成することにある。
　野口（1995）は，アメリカで広く用いられる健康教育モデルとして，グリーンとクロイター（Green, L. W. & Kreuter, M. W., 1991）のプリシード・プロシードモデル（PRECEDE-PROCEED model）を紹介している（図5－2）。
　プリシードのⅠからⅤの順に診断を行い，診断からプランを立て，実施されたプランはプロシードのⅥからⅨに沿って評価される。モデルの詳細な解説は省略するが，実際の教育活動はフローチャートの矢印に沿って実施される。たとえば，喫煙習慣といった具体的な健康問題に焦点をあてるとすると，喫煙習慣からみた健康を目標に快適な生活の質の向上を求めて，環境と行動，それに伴うライフスタイルの改善が求められる。
　健康心理学における心理アセスメントは，現状の環境，行動，ライフスタイルを評価することであり，その結果に基づいた改善プログラムが作成される。
　ここから浮かび上がる健康心理アセスメントの目的は，教育の対象

となる個人のおかれた環境のアセスメントとパーソナリティを含む，個人のライフスタイルのアセスメントで，従来の心理臨床アセスメントと比較すると，環境と環境に対する個人の対応の仕方の情報を調べ，よりよきライフスタイルへの示唆を示すことが強調されている。健康心理アセスメントによく用いられるテストや調査は，第7章から第9章にかけて，パーソナリティ，ストレスと情動，生活態度・習慣，人間関係などが取り上げられるので，ここでは個々のテストや調査について詳しく説明しないが，喫煙行動や肥満といった特定の健康問題に焦点をあてたときに，この問題に必要なテストや調査を選択して目的に応じたテストバッテリーを組めばよい。

それぞれの領域から適切な調査や検査を選び，目的に応じたバッテリーを構成することは当然であるが，通常，既存のテストや調査は基本的に汎用的に用いられるように作成されているので，限定された状

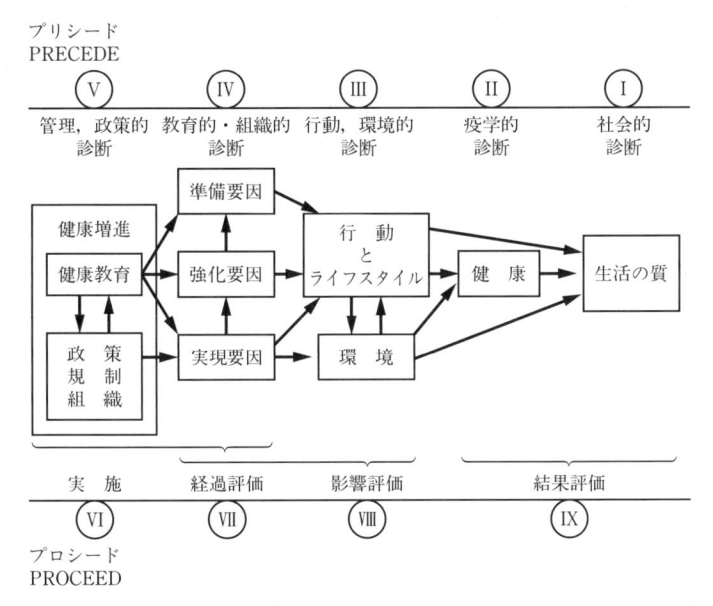

図5-2 プリシード・プロシードモデル (Green & Kreuter, 1991)

況では具体性に欠ける。私たちのライフスタイルは文化や所属するコミュニティや組織によって，あるいは個人や家庭といった小さな集団までもが独自なライフスタイルをもっている。これらを適切に評価するためには個々のケースに対応した面接や調査を実施することが必要であり，そこで初めてより適切な評価が可能になる。対象者のある1つの健康問題に関してアセスメントを行うということは，焦点のあてられた健康問題の文脈を対象者のライフスタイルの上に浮き彫りにさせることであり，ライフスタイルの文脈は対象者の行動と環境を適切なテストバッテリーによって評価することである。

3　実施上の留意点

　アベル（Abel, T. M., 1973）はアメリカ社会において知能検査の得点が検査者と被検者が人種が違うことによって，あるいは都会出身か地方出身か，あるいは育った文化の違いによって，その得点に有意な差が生じていることを報告している。このように一定の手続きを経てきちんと基準（norm）を設定した検査であっても，一定の枠を越えて施行した場合，検査結果に思わぬ影響が生ずることは示されている。これをテストバイアス（test bias）という。このような事実を頭の片隅においたうえで実施上の留意点を考えてみよう。
　テスト理論では，知能検査や質問紙法による検査などはその作成段階で，適切な心理検査かどうかを信頼性と妥当性によって保証している。したがって，マニュアルの実施法に従って施行すればほぼ安定した結果が得られる。しかし，検査の施行方法によって結果を恣意的に歪めることもできるであろう。たとえば，疲れきったときに知能検査のような能力検査を施行すればスコアは低くなるだろうし，いくつもの検査を2時間も3時間もかけて施行すれば，いいかげんに答えるケ

ースが頻発するであろう。これに気づかず検査を施行していたとすると，この検査結果は意味をなさない。心理アセスメントの一般的な実施上の留意事項としては，いかにしてクライエントのアセスメントへの動機づけを維持するかということである。

動機づけを左右する要因としては，①検査の目的，②検査者との関係，③検査環境の要因，④実施の方法，に分けられよう。

①はきちんとインフォームド・コンセント（informed concent）をとることであり，これがクライエントの基本的な動機づけを決定する。アセスメントはクライエントの利益を目的としており，どのように用いられるかの理解を図る必要がある。

②はラポール（rapport）の形成の問題で，クライエントは評価されることの不安を多少なりとももっており，これは検査者との信頼関係によって解消される。これに対する検査者の基本的な要件は，a．施行しようをする検査に精通しておくこと，b．検査を施行することだけに気をとられずに，クライエントの状態に気を配ることができること，である。この2つの要件は検査者としてのアイデンティティをきちんともっていることにほかならず，検査者としての余裕を生み出すので，クライエントは専門家としての検査者に信頼を寄せることができる。

③は検査を行う場所の問題である。個別検査，集団検査のどちらも比較的ゆったりしたスペースがあり，静かで，落ち着いた場所がよい。また，施行する時間帯もできれば，疲れていない，ゆっくりできる時間帯を選ぶ。

④は検査者とのラポールが形成されていることが前提となるが，さらに，a．マニュアルに沿ってきちん施行すること。インストラクションのズレは結果に歪みを与えかねない。したがって，インストラクションを記憶しておくことが望ましいが，少なくとも，きちんと趣旨を理解しておかなければならない。b．質問に対する回答には慎重を期する。不用意な対応は回答が誘導的になる可能性が高いので，慎重に対応する必要がある。

以上の留意点は状況が違うものの面接場面やグループセッションにおいても同様である。

4　採点上の留意点

　検査の採点を行ううえで，健康心理学における留意点はとくにない。知能検査や質問紙法といった客観検査はマニュアルが整備され，施行方法，採点方法，標準化された採点基準が明示されている。したがって，これらの検査ではマニュアルに沿って採点を行えば，その結果は揺らぐことはない。採点を慎重に行う必要がある検査は基本的に自由反応を扱う投影法の類で，これらの検査はマニュアルを理解しただけでは的確な採点はできない。ロールシャッハ・テストやTAT（Thematic Apperception Test），SCT（Sentence Completion Test）などの投影法検査を習得するには一定のスーパービジョンを受ける必要がある。これらの検査の習熟には，経験的にみて反応のバリエーションなどを考えると，100ケース程度体験すると安定した採点技能が得られるのではないだろうか。

5　解釈・評価・診断上の留意点

　解釈・評価・診断のプロセスは佐藤（1975）の心理診断過程（図5－3）のフローチャートの中央の部分に対応する。臨床主観や生育歴などさまざまな情報をバックグラウンドとして，検査，調査，面接などから得られた資料をもとに検査の結果をまとめる作業である。たとえば矯正臨床ならば今後の処遇をテーマ（この図では"依頼目的"）とし

て，あるいは健康教育ならば教育プログラムをテーマとして，パーソナリティを中核に関連した領域の人物像をテーマの文脈に沿って構築していく。投影法など，精神力動的な検査では，初学者はともすると過剰に解釈を行ったり，逆にこれを躊躇するあまり，表面的な評価に終わってしまうので，十分に経験を積むまではスーパービジョンの必要があるだろう。

　質問紙法など客観テストに関してはマニュアルに沿って尺度の定義の範囲で解釈を行わなければならない。テーマに沿って各種検査や面接がバッテリーとして構成されているが，用いられた検査や面接資料はこれから描き出そうとする人物像の断面といえるであろう。これをつなぎ合わせて構築していく。図5－3の中の"各情報の再検討"とは具体的には出揃った各種資料を矯めつ眇めつ，イメージとして人物像を構築していく。ある検査から提出された結果はこの段階の各種検査のすり合わせによって1つの解釈が形成され，その検査での評価となる。いくつかの寄せ集められた一見矛盾した結果は，このすり合わ

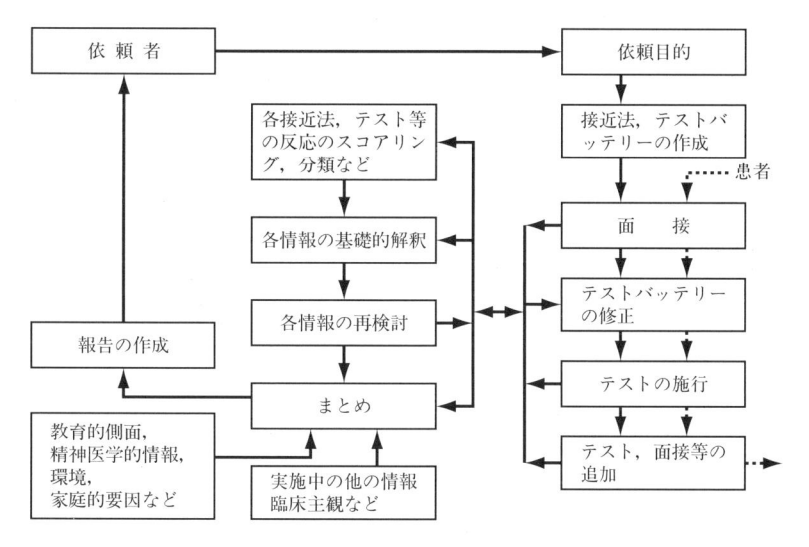

図5－3　心理診断過程の概略（佐藤，1975）

せによってより統合された評価となり，適切な診断を可能にする。

文　献

アベル T. M.　高橋雅春・空井健三・上芝功博・野口正成(共訳)　1975　文化と心理テスト　サイエンス社
　(Abel, T. M.　1973　*Psychological testing in cultural contexts*. College & University Press Services.)

Green, L. W., & Kreuter, M. W.　1991　*Health promotion planning*：*An educational and environmental approach*. 2nd ed. Mountain View：Mayfield Publishing.

野口京子　1995　健康教育プログラムの作成と評価　肥田野直・本明　寛・山本多喜司(監修)　健康教育の心理学　実務教育出版

岡堂哲雄　1994　心理テスト——人間性の謎への挑戦——　講談社

佐藤忠司　1975　心理検査の臨床的理解　岡堂哲雄(編)　心理検査学　垣内出版

齋藤久美子　1991　人格理解の理論と方法　三好暁光・氏原　寛(編)　臨床心理学2　アセスメント　創元社

高塚雄介　2001　心理相談におけるアセスメントについて　精神科臨床サービス，1(2)，298-308.

氏原　寛　1991　心理学的アセスメント　三好暁光・氏原　寛(編)　臨床心理学2　アセスメント　創元社

《topics》
❖偏差値の功罪

　偏差値（Z得点）は，個人の得点が集団の中でどこに位置するのかを表す手段として広く用いられています。とくに，高校や大学の受験において，受験生集団の中で個人の位置をわかりやすく表す手段として活用されています。

　偏差値の求め方は，ある集団の得点の平均点を M，標準偏差を S とし，個人の得点を X としますと，次の式になります。

$$偏差値 = 10 \times \frac{X-M}{S} + 50$$

したがって，ちょうど平均点をとった人は偏差値が50，平均から1標準偏差（S）分だけ高得点であった人は偏差値が60となります。

　偏差値は大変便利な表現方法です。それは，異なる平均と標準偏差をもつ得点同士の比較ができるからです。たとえば，国語テストの平均点が60で標準偏差が6，数学の平均点が56で標準偏差が12であったとき，双方のテストで68点をとった人はどちらがよかったか，を比較できるのです（ちなみに，国語の偏差値は63，数学は60で国語の方がよい）。評価手段として相対評価を実施する場合には，きわめて有用な表現方法といえましょう。

　一方，進学時に，偏差値に基づいた受験校決定が一般化する中で，"偏差値教育""偏差値輪切り"など"偏差値"が受験の暗部を象徴する用語として使われています。すると「受験の諸問題を是正するには偏差値をなくせばよい」という的はずれな論議が生じてくるのです。"偏差値"自体に何も罪はありません。それどころか，他者との比較を行う際の有用性はきわめて大なのです。問題は，他者との学力比較のみで受験校を決定したり，学力テストのみで入学試験の合否を決定することにあるのです。学力を含めた多様な側面からの入学判定，個人の適性を考慮した進路選択，相対評価から到達度評価・自己評価への移行，などを推進することによって，"偏差値"で象徴される弊害を改善できると思われます。

　　　　　　　　　　　　　　　　　　　　　　　　　　　（岸　学）

第6章
「パーソナリティ」のアセスメントの種類と活用

1 「パーソナリティ」のアセスメント

　人間のパーソナリティに対する関心は，歴史の中でも相当古くから存在していたらしい（たとえば，ギリシア時代のアリストテレスの弟子であるテオフラストスの著書『人さまざま』など）。自分や他者のパーソナリティを知りたいという願いは永遠のテーマなのだろう。かつて心理学者は，パーソナリティを心理学の対象にすることに強い戸惑いと抵抗があった。科学的手法を用い行動の一般原理を追究しようとしてきた心理学において，パーソナリティのように一人ひとりの個人差を記述し理解するということは受け入れ難かったからである。

　1920年代に，オールポート（Allport, G.）によって（それまで主流であった類型論に代わって），パーソナリティとは基本的単位(反応傾性）である特性の総和であり，量的に測定可能であるとする特性論が展開されるに至り，心理学者はパーソナリティを研究の対象として見始めるようになった。その後，現代に至るまで，パーソナリティは心理学の重要な領域の1つであり，測定法や診断法の開発が積極的に進

められている。しかし，そもそもパーソナリティとは，心理学者のつくった直接観察できない仮説的構成概念である。したがって，信頼性や妥当性の高い測定や診断には，観察可能な行動をできる限り多角的に収集し，パーソナリティが浮き彫り出されてくるように推論するしかない。その意味では，現代心理学においても，パーソナリティのアセスメントへの疑問と関心は尽きることはない。

本節では，このパーソナリティのアセスメントについて，とくに健康心理学ではどのように扱われてきているか具体的にみていくことにする。

1 パーソナリティの定義

オールポートは，「パーソナリティとは，個人を特徴づけている行動と思考とを決定するところの精神・身体的システムであって，その個人の内部に存在する力動的な組織である」と定義している。つまり，パーソナリティは個人を特徴づけるもので，精神的なことだけでなく，身体的な面も含めたシステム内において，ダイナミックに働いている組織としてとらえている。一方，アイゼンク (Eysenck, H. J.) は「人格とは，生体が実際に示す行動のパターンの総和である」と定義している。

実はこの2人は，共に特性論者と呼ばれているが，オールポートは，人全体のパーソナリティを考えており，固有なまたダイナミックな機能をもつ存在としてその人を記述しようと考えているが，アイゼンクは，パーソナリティは行動パターンの量的な違いであるとし，操作的に個人の独自性を記述しようとしている。このように，同じ特性論者であっても，(人間観の違いのためであろうか) 一方は人間の行動の内面性，すなわち価値や意志といった独自性を重視しているが，他方は性格の共通特性とその法則性といった極端に科学的側面を重視している。

現代心理学において，パーソナリティに関する諸理論が提案されて

いる（Pervin, 1990；Hogan et al., 1997；Schultz, 2000）。しかし，特性論1つ取り上げてもこのように定義が完全に一致していないわけであるから，パーソナリティを一律に定義することは難しいことである。その理由の1つとして，パーソナリティのとらえ方が，研究者の人間観の影響を避けられないためであると考えられる。パーソナリティのアセスメントも定義同様に多種多様な方法がある。

2　パーソナリティをアセスメントするとは

そもそもアセスメント（assessment：査定）とは，野口（1998）によれば，主に一定の目標基準への到達を予測するための全人的，総合的な測定法であるとしている。たとえば，健康行動に関するアセスメントでは，①知識，価値観，ストレス対処行動などを知ること，②特定の疾患に対して発症の可能性を調べること，③健康上の問題をもっている者のスクリーニングや診断をすること，などが目標基準になる。そのために，①健康の維持，増進にかかわる行動，②予測される健康上の障害，③現在の健康状態，などをそれぞれ査定の対象とする（野口，1998）。

パーソナリティをアセスメントする場合，その目標は，一般にその人物のパーソナリティと行動をより深く理解するための記述を試みることであり，将来の行動の正確な予測性を高めることにある（Aiken, 2000）。つまり，クロンバック（Cronbach, Lee J.）の分類でいうところの，典型的な遂行（typical performance），ある状況でどのように行動する傾向があるか，を測定することである（上里，1993）。

パーソナリティのアセスメントを，直接的アセスメント（direct assessment）と間接的アセスメント（indirect assessment）に分けることもできる（金児，2000）。前者は，質問紙法，面接法，行動観察法などの方法があげられる。とりわけ質問紙法は，もっとも頻繁に用いられる方法である。一方，後者はロールシャッハ・テストなどの投影

法があげられる。これは被検者から構造化されていない多義的な刺激に対する自由な反応を引き出すことができるため，パーソナリティの深層に迫ることが可能であると考えられている。

アセスメントの方法の選択は，田中（1993）によれば，アセスメントデータ（行動）をパーソナリティとの関係においてどのようにとらえるかという視点から決められるとして，3つの見方をあげている。第1の見方は，面接場面の行動をクライエントの日常行動の標本とみなす立場で，標本から一般化してパーソナリティを推論する。第2の見方は，アセスメントデータをクライエントのパーソナリティや行動のある側面の対件（correlate）とみなす観点である。特定のパーソナリティ理論に縛られず，面接法，行動観察法，心理検査法などのデータから統計的，臨床経験的にパーソナリティの推論を行う。第3の見方は，アセスメントデータをクライエントのパーソナリティ特徴の徴候とみなす観点である。この場合アセスメントデータどうしの間隙を，特定のパーソナリティ理論から補い，パーソナリティの全体像を再構成するという主観的な推論過程が必要になる。

3　健康心理学におけるパーソナリティのアセスメント

臨床心理学の場合には，パーソナリティのアセスメントを心理療法の一過程としてとらえるのに対して，健康心理学の場合には，対象者の資質，特性をどう発展させることができるかを常に念頭におき，積極面を見いだすことに重点がおかれている。ここでは，パーソナリティのアセスメントの方法として，表6-1に示した質問紙法および投影法の中から，健康心理学の研究でよく用いられている検査について紹介する。

表6-1　パーソナリティのアセスメントの方法

1．質問紙法
　①Y-G性格検査（矢田部・ギルフォード性格検査）
　②MPI：モーズレイ性格検査
　③MMPI：ミネソタ多面的人格目録
　④EPPS：エドワーズ人格検査
　ほかに，16PF，NEO性格テストなど
2．投影法
　①ロールシャッハ・テスト
　②TAT：絵画統覚検査
　③P-Fスタディ
　④SCT：文章完成法
　⑤バウム・テスト
　⑥HTPテスト：描画テスト
3．作業検査法
　内田-クレペリン検査

4　質問紙法の検査

　質問紙法では，MMPI (Minnesota Multiphasic Personality Inventory) がもっとも使用頻度の高い代表的検査であるが，検査項目数が550項目もあり，被検者の過剰な負担を考えてか，日本における健康心理学の研究をみると，これを使用している研究はほとんど見当たらない。それに代わって，MPIやY-G性格検査などが広く利用されているようである。

モーズレイ性格検査（Maudsley Personality Inventory：MPI）
［概要］アイゼンクによって作成された。外向性(extraversion：E尺度)と神経症的傾向 (neuroticism：N尺度) の2つの性格特性を測定することを目的にしている。質問項目は，E尺度とN尺度それぞれ24項目，ほかに虚偽発見尺度（L尺度）20項目，また緩衝項目（採点に無関係）12項目の合計80項目から構成されている。各項目に対して3件法で回

答する。E尺度とN尺度はそれぞれ0～48点，L尺度は0～40点の得点範囲になる。適用範囲は高校生以上であり，年齢差，性差を修正するために，集団別の基準が用意される。MPIは，その後EPI (1963)，EPQ (1975)，EPQ-R (1992) へと改訂されてきているが，これらはまだ日本語版がない（岡堂，1994）。

［研究例］尾関ら (1991) は，大学生の生活ストレッサー，コーピングおよびMPIで測定された性格特性がどの程度ストレス反応を予測できるか検討している。その結果，外向性次元は，積極的なコーピング（情動焦点型と問題焦点型）と正の相関関係があった（すなわち，E尺度で得点の高い者ほど，ストレッサーに積極的に対処しようとしていた）。一方，神経症傾向の高い者ほど，日常で不快で辛かったイベント数が多く，またストレス反応も強かった。また，山本ら (2000) は，睡眠障害と緊張や不安などの性格特性との関係に着目し，青年・成人（25～59歳）の勤務者を対象に，通常の睡眠感に及ぼす性格特性と特徴について調べている。その結果，向性の違いは睡眠感に影響しなかったのに対して，神経症傾向は起床時の眠気，入眠と睡眠維持，疲労回復に影響し，この傾向が低い者ほど睡眠感が良いことがわかった。

Y-G性格検査 （矢田部・ギルフォード性格検査）

［概要］ギルフォード（Guilford, J. P.）の作成したテストをもとに，矢田部らが1954年に日本人向けに翻訳し，最終的に120項目からなる現在の検査に精選された。各項目に3件法で回答し，それぞれの回答を尺度ごとに積算し，その点数を標準点に換算して，性格特性プロフィールを描くことができる。本検査は，抑うつ性，回帰性傾向，劣等感，神経質，客観性の欠如，協調性の欠如，愛想の悪さ，一般的活動性，のんきさ，思考的外向，支配性，社会的外向の12の下位尺度から構成されている。また，プロフィールから5つの性格類型を判定することもできる。

［研究例］岡安 (1992) は，ストレス過程における認知的評価とコーピ

ング方略に対して，性格特性とストレス状況との相互作用がどのような影響を及ぼすかを，大学生を対象に調査している。その結果，対人関係や社会的評価のようなストレス状況を自分の力でコントロールできるという認知は，性格特性と比較的強い関連性があることが示唆された。しかし，ストレス状況や性の要因を考慮に入れずに，性格特性だけでストレス反応を適切に予測することは困難であることがわかった。

5 投影法の検査

投影法ではロールシャッハ・テストまたはTAT (Thematic Apperception Test) が代表的検査であるが，投影法自体が実施時間がかかったり，アセサー (assessor) の熟練が必要なことなどから，健康心理学におけるリサーチではあまり利用されていないようである。

ロールシャッハ・テスト
［概要］1921年にスイスの精神科医ロールシャッハ (Rorschach, H.) は，インクのしみ (inkblot) のような曖昧な図絵が，それを知覚する人の個人差，すなわちその人物の欲求や，ものの見方・意味づけ，外界との関わりなどの自我機能を知るのに有用であることを実験報告した。その後多くの研究者が関心を寄せ，精神分析学的解釈を重視する人や知覚分析の立場をとる人などによって，さまざまな解釈や採点の方式が発表されている (Beck式，Klopfer式，Piotrowski式など)。わが国では，1950年代に導入された (本明・外林, 1958)。

被検者は，10枚の図版 (インクのしみ) を見て，どのような場所 (反応領域) に，どのようなもの (反応内容) が，どのような理由 (反応決定因) で見えるか自由に述べる。これらの反応のほかに，反応数，反応拒否，反応時間などが記号化や得点化され，解釈される。
［研究例］浜・日比野 (1989) は，アトピー性皮膚炎の幼稚園児および

小学生とその母親,また対照群としてアトピー性皮膚炎でない子どもたちと母親たちに,それぞれロールシャッハ・テストを施行して,パーソナリティを比較している。その結果,全般的にアトピー性皮膚炎の子どもも母親も相互に愛情を感じながら,それをうまく適切に表現できていない傾向がみられた。

投影法では,ロールシャッハ・テストが時間と熟練を要することから,大木(1990)は,計量心理学的な扱いの可能なHIT(Holzman Inkblot Technique)を使いタイプA者の人格特性を検討している。

6　その他の検査

上記のほかに,TEG(東大式エゴグラム)を実施して,タイプA者のパーソナリティを検討したり(大木・織田,1995),在宅の高齢者と老人保健施設に入所している高齢者のエゴグラム・プロフィールや基本的構えを比較している(吉岡,2001)。また,認知スタイルの個人差と健康観との関連から,帰属スタイル質問紙(Attritional Style Questionnaire：ASQ),認知スタイル質問紙(Cognitive Style Questionnaire：CSQ),LOT(the Life Orientation Test),反応スタイル質問紙(Response Style Questionnaire：RSQ)などの研究が報告されている(園田・藤南,1999)。

2　「健康度・健康観」のアセスメント

健康度や健康観については,健康の概念が一義的ではないこともあって,日本で標準化された一定の検査法や質問紙法があるわけではない。アセスメントに際しては,その必要性や研究者の健康に関する視点に応じて,適宜,適切な測定法が作成・工夫され選択されなければ

第6章 「パーソナリティ」のアセスメントの種類と活用

ならない。以下ではその間の事情にも触れながら，アセスメントの方法について簡単にまとめておこう。

1　健康度のアセスメント

　従来，健康度あるいは健康状態全般に関するアセスメント（Health Status Assessment：HSA）においては，死亡率や有病率などの客観的な健康指標が用いられ，健康に関する個人の主観的な認知は，あくまで客観的指標の代替物とみなされていた。しかしながら近年，WHOによる健康の定義が，単に疾病がないというようなベースラインとしての健康ではなく，精神的・社会的な側面までを含めた積極的健康へと変化したことにも示されているとおり，健康の概念が拡大され（島井，1997），そのために健康関連QOL（Health-related Quality of Life）が見直され，また専門職ではない一般の人びとの健康に関するイメージが重視されるようになってきた。

　他方，客観的指標については，手術や治療の結果などに関する医師と患者の一致度が高くないことや，慢性疾患においては健康と病気の境界線を定めることに問題があるなど，さまざまな疑問が提出されつつある（Bowling, 1997）。また縦断的研究によれば，健康状態に関する自己評価は生命予後についての予測力も大きいことが確認され，主観的認知の基準関連妥当性が支持されている（杉澤・杉澤，1995；Wright, 1997）。そのような中で，従来の客観的指標では把握できない側面を含めたアセスメント対象として，健康状態についての主観的認知（subjective health, perceived health）の重要性が注目されてきている（中山，1992；Ogden, 2000）。

　このような個人の健康状態に関する主観的認知を測定するためには，対象者自身に健康状態についての自己評価を求めることになるが，その方法は大きく2種類に区別することができる（Wright, 1997）。すなわち，あらかじめ研究者によって作成された健康状態に関する複数の

質問項目に対して回答を求めるものと、どのような状態を健康と呼ぶかは規定せずに、対象者自身が健康と思うかどうかのみを問うものの2つである。質問紙の形式からみれば、前者は多項目式であるのに対し、後者は健康全般に対する単一項目の問いとなる。

単一項目による健康状態の質問はよく行われているが、「現在のあなたの健康状態は？」などという問いに対して、「大変よい・よい・普通・悪い」などの4段階あるいは5段階評定を求め、あるいは両端に「大変よい」と「悪い」と記された線分上で回答する視覚的アナログスケールに回答させるものである。「あなたと同じ年齢の人びとと比較して」「あなたと同性の人びとと比較して」などの明確な比較基準を付け加えることもある。先述のように、単一項目式の場合、どのような状況を健康状態がよい（あるいは悪い）とするかの判断は、対象者にゆだねられる。

ライト（Wright, S., 1997）によれば、あらかじめ研究者が具体的な質問項目を定めておく多項目式アセスメントの内容としては、身体的機能・社会的関係・情緒的状態・痛み・認知能力などが含まれ、これらの領域について質問項目を設定していけば、詳細について深く問うことができる。身体的機能を例にとれば、セルフケア、移動性、役割達成などの下位項目について問いをたて、さらに、セルフケアに関しては着脱衣・入浴・食事などの詳細を問うことができる。このような健康状態に関する質問領域について、最近では身体的症状、心理的不快感、社会的相互作用、機能的状態の4成分を区分することが多い。これらの領域をすべて測定すれば項目数が増加するため、領域ごとの質問項目はあまり多くできず、問いは浅くならざるを得ない。このような内容の深さと測定する領域の広さとの兼ね合いについては、実施の際の所要時間や対象者の理解などの現実的な限界の中で、アセスメントを実施する研究者が決定していく必要がある。

このような多項目式のアセスメントは、健康状態の評価について単一の合計点あるいは指標点を算出する健康状態指標（index HSA）と、

下位尺度によって詳細に健康状態を検討することができる健康状態プロフィール（HSA profile）の2つに区分される。

もっともよく使用されているHSA指標の1つであるQALY（the Quality Adjusted Life Year index；Kind & Rosser, 1988）は，健康状態の悪さは生活の質を減少させると考え，生命の長さと生活の質を単一の指標に結合させたものである。典型的には，完全に健康な1年間を1，死亡を0とするが，QALYの算出にはいくつかの方法がある（Bowling, 1997；Wright, 1997）。

HSAプロフィールの例としては，バーグナーら（Bergner, M. et al., 1981）によるSIP（the Sickness Impact Profile）があげられる。信頼性・妥当性ともによく検討された包括的尺度であり，測定の困難な感情や医療機関を受診したときにしか得られない医学的臨床像ではなく，日常生活と行動に及ぼす病気の影響を査定することに絞られている。SIPは，歩行や睡眠，社会的相互作用など12の活動カテゴリーに関する計136項目からなり，身体的・心理社会的次元の2つの下位尺度と，0～100のレンジの全体得点としてまとめられる。点数が低いほど健康状態がよく，正常者群のSIP得点はわずか数点であるが，末期癌や脳卒中患者などでは30点台半ばとなる（Bowling, 1997）。HSAプロフィールでは，そのほかに，身体的状態や社会的機能などの8次元合計36項目からなるSF-36（Ware & Sherbourne, 1992）などがよく知られている。

一般的にみて，健康状態を測定する目的は大きく2つ考えられる。1つは，たとえば新しい治療法の効果をみる場合などについての評価が求められ，具体的には治療群と対照群などの群間比較を行うことになる。この目的のためには，アセスメントの道具は，群間の実際の健康状態の差に敏感であることが求められる。単一項目式のHSAはこの目的にかなうものであり，また多項目式では，測定を必要とする問題によって，狭い領域について詳細な測定を行うのか，あるいは広い領域にわたっておおまかな測定を行うのかを決定する必要がある。もう

1つの目的として，経過を追っていく場合や縦断的研究のためには，単一項目でのアセスメントでは限界がある。多項目式を用いる場合，測定を繰り返すために対象者の負担を少なくするという点では浅く広く，また経過を追うためには深く狭くという項目の設置が必要となるが，この兼ね合いも研究者の目的に応じて調整されることになる。

　客観的かつ身体的健康に限定しない主観的な健康の認知は，生活の質（Quality of Life：QOL）や主観的幸福感（subjective well-being）の問題，また老人の健康についての日常生活動作（Activities of Daily Living：ADL）の測定などと関連する。

2　健康観のアセスメント

　前項でも示したように，近年では一般の人びとの健康に関するイメージの把握が重視されるようになってきた。病気のとらえ方も一義的ではなく，たとえばその原因について時代や文化，そして個人によりさまざまな説明概念のあることが指摘されている(堀毛, 1990)。また病気について考えるとき，生物学的・医学的実態としての疾患（disease）と，個人や社会にとっての心理社会的意味を含む病気（illness）とを区別する視点があるが(堀毛, 1997)，これに従えば，健康観や病気観のアセスメントは，単なる disease ではなく illness についての測定でなければならない。

　健康観に関しては，どのような状態を健康と考えるか，あるいは他の要因と比較して健康にどの程度の価値をおくかなどが測定されている。また病気についても，病気への受容度や病者意識などが測定対象となっている(中山, 1992)。またこれに関連して，コントロールについての認知の個人差を扱うローカス・オブ・コントロール（Locus of Control：LOC）の概念に基づき，健康領域におけるコントロール認知（Health Locus of Control：HLC）を測定する「日本版 Health Locus of Control 尺度」などもある（堀毛・吉田, 2001）。

3 「QOL」のアセスメント

1 QOLとは何か

　クオリティ・オブ・ライフ（Quality of Life：QOL）という言葉がマスコミなどに登場し，一般的になってきたのはそれほど古いことではない。"生活の質"と訳されることの多いこの言葉は，どのような意味をもつのであろうか。いくつかの分野に共通する定義から，QOLは生命の質（身体的側面），生活の質（社会的側面），人生の質（心理的側面）を表し，主観的・客観的な立場から個人を総合的に把握する概念であると考えてよいだろう。

　たとえばWHO（世界保健機関）は，QOLを「一個人が生活する文化や価値観の中で，目標や期待，基準，関心に関連した自分自身の人生の状況に対する認識」と定義し，個人の主観的評価を強調している（田崎・中根，1997）。しかしQOLの"Life"の意味の広さ（生命，生活，人生など）や"Quality"の語意のあいまいさ，さらに医学，リハビリテーション学，経済学，社会学，そして心理学など，さまざまな分野や目的に用いられているため，概念規定について必ずしも一致した見解が得られていないのが現状である。

2 QOLアセスメント

　前述のような理由から，QOLアセスメントの内容は，それが用いられる領域や目的によって異なる。とくにQOLアセスメントにおいて問題となるのは，QOLはすべて主観的な指標から構成されるとみなすか，

あるいはQOLの中に主観的指標と客観的指標の2つの視点があると考えるかということである。日本においてもEORTC (European Organization for Research and Treatment of Cancer)のQOL調査表やFLIC (Functional Living Index on Cancer)など海外のQOL尺度を参考に，両者の立場から開発・研究されているQOLアセスメントは数多い。ここでは信頼性・妥当性が検討され，多くの国際的研究において用いられている2つの「健康関連QOL（Health-related QOL）尺度」を紹介する。その他のQOLアセスメントに関しては中根ら(1996)などを参照されたい。

WHO/QOL-26

原版作成：世界保健機関・精神保健と薬物乱用予防部（編）
日本語版作成：田崎美弥子・中根允文
目的と特徴：健康関連QOLを測定する。対象集団の経時的QOLの変化を見るのみならず，対象集団間の異同も比較できる。とくに世界15か国にわたる言語と文化圏で同時期に開発の進行を行ったため，異文化間の比較が可能である。1995年に100項目からなるQOL-100が作成され，1996年に短縮版であるWHO/QOL-breve（日本語版ではWHO/QOL-26）が発表された。
実施法と内容：表6－2に示すような4領域24下位項目からなる自記式の質問紙である。各項目に対して，「まったくない（悪い，不満）」から「非常に（良い，満足）」までの5件法で回答する。
[活用例] 首都圏に勤務する18歳から59歳の2017名（男性86％，女性14％）を対象に，WHO/QOL-26を指標として，業種，職種，職位との関係を検討した。その結果，流通業は製造業，金融業，保険業，運輸業より，身体的領域，自立のレベル，全体のQOLが悪かった。また役員や部長に比べて係長は，身体的領域，心理的領域，自立のレベル，環境，全体のQOLにおいて，そのレベルが最低であった，などの結果が得られた（労働省平成8年度「作業関連疾患の予防に関

第6章 「パーソナリティ」のアセスメントの種類と活用

表6-2　WHO/QOL-26の構成

領域(項目数)	下位項目の内容
身体的領域(7)	①日常生活動作，②医薬品と医療への依存，③活力と疲労，④移動能力，⑤痛みと不快，⑥睡眠と休養，⑦仕事の能力
心理的領域(6)	①ボディ・イメージ，②否定的感情，③肯定的感情，④自己評価，⑤精神性/宗教/信条，⑥思考・学習・記憶・集中
社会的関係(3)	①人間関係，②社会的支援，③性的活動
環　境(8)	①金銭関係，②自由・安全と治安，③健康と社会的ケア：利用のしやすさと質，④居住環境，⑤新しい情報と技術の獲得の機会，⑥余暇活動の参加と機会，⑦生活圏の環境（公害/騒音/気候），⑧交通手段

(田崎・中根，1997より改編)

する研究」研究班，1997）。そのほかにも癌患者を対象とした研究や介護者を対象とした研究など，日本のみならず国際的にも多くの研究に用いられている。

MOS36-Item Short-Form Health Survey (SF-36)

原版作成：国際QOL評価（IQOLA）プロジェクト
日本版作成：福原俊一・鈴鴨よしみ・尾藤誠司・黒川清
目的と特徴：健康関連QOLを測定する。1991年に欧米の5か国でIQOLAが開始され，現在では約25か国以上が参加している。日本は6か国目として参加し，日本版の信頼性・妥当性は1996年に確認された。
　　SF-36は年齢，病気，治療に限定されず，すべての人の機能状態や健康状態に関する基本的価値を表す概念を評価する包括的尺度とされている。したがって，病気や治療の直接的な結果を評価することが可能であり，医療評価の有効な手段と考えられている。
実施法と内容：大きく身体的健康度と精神的健康度に分けられる36項目からなる。それぞれ表6-3に示すような下位尺度がある。さらに全体的健康度を測定する1項目がある。自己記入式調査票であるが，面接方式での使用も可能である。

表6-3　SF-36の構成

サマリースコア	下位尺度（項目数）
身体的健康度	①身体機能(10)，②日常役割機能(身体)(4)，③体の痛み(2)，④全体的健康感(5)
精神的健康度	①活力(4)，②社会生活機能(2)，③日常役割機能(精神)(3)，④心の健康(5)
全体的健康	①健康の推移(1)

（福原・鈴鴨・尾藤・黒川，2001より改編）

［活用例］透析患者6234名を対象にSF-36を実施したところ，すべての尺度において国民標準値より低下しており，透析患者自身がこの疾患のために多様な側面において，健康度の低下やこれに伴う日常生活の制限を実際に認識していることが示された(高井ら，1997)。そのほかにも慢性肝疾患，脳血管障害，在宅人工呼吸療法，睡眠時無呼吸症候群，クローン病，統合失調症，感情障害，人格障害など，さまざまな精神・身体疾患患者を対象とした研究がなされている。また施設入所老人と一般在宅老人との比較から，面接バージョンの妥当性が検証されている。

3　QOLアセスメントの課題と展望

　QOL研究は先述のようにまだその概念規定が一様ではない。したがって，アセスメントにおいてもいくつかの課題と展望が残されている。
　QOLの概念に関わるものとしては，たとえば望月(2001)は最重度の知的障害者を対象としたケーススタディから，行動の選択をQOLアセスメントの中心としてとらえることの重要性を唱え，「行動的QOL」という概念の尺度を提案している。行動は個人と環境との相互作用の結果に生じるものであり，この環境設定あるいは主観的満足による各尺度がもつ欠点を一定に補うことができるとしている。また本人がある行動を繰り返し行うという行動レベルで示された満足度によって，環境と個人の双方の要因を兼ね備えた尺度を準備することができる，

と述べている。このような観点からの QOL アセスメント開発も期待されよう。

また、アセスメントの対象や領域の問題も検討されるべき課題である。今までの QOL 研究は日常生活を営むうえで何らかの不便さを感じる人びとを対象としてなされることが多かった。すなわち、いかにその不便さを解消させるかということに研究の主眼がおかれており、QOL アセスメントはいわばネガティブ面の測定指標という位置づけであったと考えられる。しかし、健康心理学の観点から考えると、QOL は積極的な意味での心身の健康および幸福と密接に関わるものであり、QOL の向上はわれわれの日常生活、さらに人生の目的であると位置づけられる。したがって QOL アセスメントのもう 1 つの視点として、よりポジティブな観点を取り入れ、日々の生活を向上させる要因を検討する必要があると思われる。

たとえばフリッシュ（Frisch, M. B., 1992）による QOLI（Quality of Life Inventory）は、健康や友人、仕事といったさまざまな日常生活の領域が、自分の全体的な幸福にどのくらい寄与しているかという「重要度」と、その領域に関する自分の欲求や目的、願望がどの程度満たされているかという「満足度」という 2 つの観点から QOL を検討している。

大木ら（1998）は職業人を対象にこの QOLI を施行し、日常生活における幸福感や満足感を上昇させる要因として、愛情、仕事、健康、自信などの要因を見出している。

近年、セリグマンとチクセントミハイ（Seligman, M. E. P. & Csikszentmihalyi, M., 2000）によって、ポジティブ・サイコロジー（positive psychology）が提唱され人間の強さや積極的な面により目を向けることが期待されている。今後 QOL アセスメントもそのようなポジティブな観点を視野に入れた展開が課題となるであろう（大木, 2002）。

4 「タイプA」のアセスメント

1 タイプAとは何か

　心筋梗塞などの虚血性心疾患(Ischemic Heart Disease：IHD)が長年死因の第1位を占めてきたアメリカでは，その心理社会的危険因子に関する研究が数多くなされてきた。なかでも注目されたのが1959年にフリードマンとローゼンマン（Friedman, M. & Rosenman, R. H.）によって報告されたタイプA行動パターン（Type A Behavior Pattern：TABP）である。タイプAの特徴は，①短時間にできるだけ多くのことをやろうとする，②競争心が強い，③自分への評価や地位にこだわる，④多方面の仕事に没頭し締切りに追われている，⑤せっかちで動作が速い，⑥精神的肉体的に過敏，である。これと対照的に，あくせくせずリラックスしている行動パターンをタイプBとした。

2 「タイプA」研究の流れ

　1960年代から70年代にかけて西部共同研究(Western Collaborative Group Study：WCGS)などの疫学的研究が行われ，タイプAがIHD発症の危険因子であることが確認された。このためタイプAは注目を集め，さまざまな角度から研究が行われた。しかしその後，タイプAとIHDの関連を否定する報告がいくつかなされたことなどから，近年アメリカではタイプAへの関心が薄れてきた。現在アメリカでIHDの心理社会的危険因子と考えられているのは，敵意性，抑うつ，仕事のストレス，社会的孤立，低い社会経済的地位などである。

日本では1970年代にタイプAの概念が紹介された。1980年代には欧米で開発された判定法の日本語版がつくられ，また日本独自の尺度も開発された。1988年にはTABP研究会が創設され，多施設共同研究（Eastern Collaborative Group Study：ECGS）が開始された。1990年には『タイプA』誌が創刊，年1回発行されている。1993年には，それまでの日本におけるタイプA研究の集成といえる単行本『タイプA行動パターン』が出版された。

3　欧米で開発された判定法

構造化面接（Structured Interview：SI）
　WCGSで用いられたタイプA判定法の嚆矢。20数項目の質問をタイプA傾向を引き出すようなやり方で行う。オーディオテープに記録。訓練を受けた2名以上の者が判定にあたる。答えの内容以上に，声の大きさ，話す速さ，質問が終わってから答えが返ってくるまでの時間などの話し方（speech stylistics）を重視する点が特徴的である。

Jenkins Activity Survey（JAS）
　SIの項目をもとにして作成された質問紙。被雇用者用，学生用などいくつかの様式がある。日本語に翻訳され一時期よく使われたが，予測的妥当性が高くなかったので，現在は学生用版（Form T）と簡易版（Short Form N）以外はあまり用いられない。

その他の主な判定法
　タイプAのアセスメントでは，このほかに質問紙法の「Framingham Type A Scale」「Hunter Scale」「Type A Self-report Inventory」，行動観察法の「Matthews Youth Test for Health」，視覚的アナログ尺度の「Bortner Scale」などがある。

4　日本で開発された判定法

　日本人の特性を考慮したものが多い。しかし前向き研究 (prospective study) で妥当性が確認された尺度はない。

ａ．東海大式日常生活調査票

　保坂らが開発した36項目からなる質問紙。これを用いた研究から日米のタイプAの因子構造の違いが明らかにされた。11項目の「A型行動パターンスクリーニングテスト」も開発されている。

ｂ．A型傾向判別表

　前田が開発。12項目の質問に3段階で答える。判定も容易で臨床の場で使いやすい。

ｃ．虚血性心疾患傾向調査票（COPRIN）

　TABP研究会が596項目のJMI健康調査票を健常者とIHD患者に実施して5因子13項目からなるCOPRIN13を作成。患者群では易怒性, 社交性, 瞬発性が高くタイプAに類似していた。

ｄ．JCBS (Japanese Coronary-prone Behavior Scale)

　ECGSが開発。まず122項目のJCBSを作成, 419例の冠動脈造影を行った成人男性に実施。冠動脈の有意な狭窄が認められた群と認められなかった群を分かつ9項目を抽出してJCBS scale Cと名づけた。9項目は3因子（仕事中心のライフスタイル, 顕在的なタイプA行動の抑制, 社会的支配性）よりなると考えられた。

ｅ．その他

　長谷川らの「健康把握のための生活行動調査表 (PCL-R)」, 山崎らによる「KG式日常生活質問紙」などがある。

文献

Aiken, L. R. 2000 *Personality : Theories, assessment, research, and applications*. Thomas.

上里一郎 1993 第1章心理アセスメント序説 上里一郎(監修) 心理アセスメントハンドブック 西村書店

Bergner, M., Bobbitt, R. A., Carter, W. B., & Gilson, B. S. 1981 The sickness impact profile : Development and final revision of a health status measure. *Medical Care*, **19**, 787-805.

Bowling, A. 1997 *Measuring health : A review of quality of life measurement scales*. 2nd ed. Buckingham : Open University Press.

Frisch, M. B. 1992 Clinical validation of the quality of life inventory : A measure of life satisfaction for use in treatment planning. *Psychological Assessment*, **41**, 92-101.

福原俊一・鈴鴨よしみ・尾藤誠司・黒川 清 2001 SF-36 日本語版マニュアル (ver. 1.2) パブリックヘルスリサーチセンター

浜 治世・日比野英子 1989 アトピー性皮膚炎患児とその母親のロールシャッハ反応 健康心理学研究, **2**(1), 1-6.

Hogan., R, Johnson, J., & Briggs, S. 1997 *Handbook of personality psychology*. Academic Press.

堀毛裕子 1990 臨床場面の人間関係 大坊郁夫・安藤清志・池田謙一（編） 社会心理学パースペクティブ2——人と人とを結ぶとき—— 誠信書房 Pp. 280, 293-315.

堀毛裕子 1997 健康関連行動の理論 島井哲志（編） 健康心理学（現代心理学シリーズ15） 培風館 Pp. 71-86.

堀毛裕子・吉田由美 2001 Health Locus of Control 上里一郎（監修） 心理アセスメントハンドブック 第2版 西村書店 Pp. 405-415.

金児暁嗣 2000 第III部第2章質問紙の効用と限界 氏原 寛・成田善弘(編) 診断と見立て——心理アセスメント—— 培風館

Kind, P., & Rosser, R. 1988 The quantification of health. *European Journal of Social Psychology*, **18**, 63-77.

望月 昭 2001 行動的QOL——「行動的健康」へのプロアクティブな援助—— 行動医学研究, **71**, 8-17.

本明 寛・外林大作(編) 1958 ロールシャッハ・テスト1＆2 中山書店

中根允文・伊藤恵子・田崎美弥子・稼農恵子 1996 QOLの枠組み がん看護, **11**, 11-15.

中山和弘　1992　健康感・健康観，病気観　東京大学医学部保健社会学教室（編）保健・医療・看護調査ハンドブック　東京大学出版会　Pp. 89-90.

野口京子　1998　健康心理学　金子書房

Ogden, J. 2000 *Health psychology : A textbook*. 2nd ed. Buckigham : Open University Press.

岡堂哲雄　1994　心理テスト　講談社

岡安孝弘　1992　大学生のストレスに影響を及ぼす性格特性とストレス状況との相互作用　健康心理学研究, **5**(2), 12-21.

大木桃代　1990　Holtzman Inkblot Technique を用いた Type A 者の人格特性の検討　健康心理学研究, **3**(2), 14-21.

大木桃代　2002　健康心理学的観点から見た健康関連アセスメントの課題と今後の展望——ポジティブ心理学の提言——　生活科学研究（文教大学生活科学研究所）24集, 11-17.

大木桃代・織田正美　1995　エゴグラムを用いたタイプA者のパーソナリティの検討　健康心理学研究, 8(1), 1-11.

大木桃代・山内真佐子・織田正美　1998　日常生活における QOL(Quality of Life) に影響を及ぼす要因の検討　早稲田心理学年報, **30**(2), 79-90.

尾関友佳子・原口雅浩・津田　彰　1991　大学生の生活ストレッサー, コーピング, パーソナリティとストレス反応　健康心理学研究, **4**(2), 1-9.

Pervin, L. A. 1990 *Handbook of personality : Theory and research*. New York: Guilford.

Schultz, D. P. 2000 *Theories of personality*. 7th ed. Brooks/Cole.

Seligman, M. E. P., & Csikszentmihalyi, M. 2000 Positive psychology : An introduction. *American Psychologist*, **55**(1), 5-14.

島井哲志　1997　健康心理学とは何か　島井哲志（編）　健康心理学（現代心理学シリーズ15）　培風館　Pp. 1-14.

園田明人・藤南佳代　1999　絶望感理論の因果分析——ストレス反応に及ぼす素質と近接要因の効果——　健康心理学研究, **12**(1), 1-16.

杉澤あつ子・杉澤秀博　1995　健康度自己評価に関する研究の展開——米国の研究事例を中心に——　園田恭一・川田智恵子（編）　健康観の転換——新しい健康理論の展開——　東京大学出版会　Pp. 73-83.

高井一郎・新里高弘・前田憲志・福原俊一　1997　透析患者のQOL——SF-36を用いた試み——　臨牀透析, **13**(8), 43-49.

田中冨士夫　1993　第10章パーソナリティのアセスメント　上里一郎（監修）　心理アセスメントハンドブック　西村書店

田崎美弥子・中根充文　1997　WHO/QOL-26手引　金子書房

桃生寛和・早野順一郎・保坂　隆・木村一博（編著）　1993　タイプA行動パターン　星和書店

Ware, J. E., & Sherbourne, C. D.　1992　The MOS 36-item short-form health survey (SF-36)：Conceptual framework and item selection.　*Medical Care*, **30**, 473-483.

Wright, S.　1997　Health status assessment. In A. Baum, S. Newman, J. Weinman, R. West, & C. McManus (Eds.), *Cambridge handbook of psychology, health, and medicine*. Cambridge: Cambridge University Press. Pp. 220-224.

山本由華吏・田中秀樹・前田素子・山崎勝男・白川修一郎　2000　睡眠感に影響を及ぼす性格特性――神経症傾向, 外向性・内向性についての検討――　健康心理学研究, **13**(1), 13-22.

吉岡久美子　2001　高齢者のエゴグラム・プロフィールの特徴と心理的援助に関する探索的研究　健康心理学研究, **14**(1), 32-37.

《 topics 》

❖ **あなたはオプティミストかペシミストか**

オプティミストってどんな人？

　まずはじめに表のテストをしてみましょう。これは，オプティミズム傾向を調べるものです。

日本版 LOT の項目

　以下の項目は，あなたにどの程度あてはまりますか。最もあてはまると思う数字に○印をつけてください。

		全くそう思わない	そう思わない	そう思う	全くそう思う
1	どんな状況でも，たいてい私はうまく切り抜ける	1	2	3	4
2	私はたやすくリラックスできる	1	2	3	4
3	私はいつも物事を良い方に解釈する	1	2	3	4
4	私はいつも自分の将来を明るく考えている	1	2	3	4
5	私は友だちとうまくいっている	1	2	3	4
6	私は今まで，物事が自分の思い通りになるなんて考えたことはない	4	3	2	1
7	物事が私の思い通りに進んだ試しがない	4	3	2	1
8	私はどんな困難にも解決の糸口があると信じている	1	2	3	4

(戸ヶ崎・坂野, 1993)

　オプティミズムとは,「物事がうまく進み，悪いことよりも良いことが生じるであろうという一般的な期待」のことをさします。そして，将来について明るい見通しをもち，困難な状況に直面しても必ず解決の糸口があると考えることができる人をオプティミストといいます。反対に「物事がうまくはかどらず，悪い結果を予測する傾向」のことをペシミズムと呼び，問題が生じたとき，この状況は今後も続き，自分は破滅に向かっているといった否定的な考え方をする人をペシミストであるといいます。

　表のテストで29点以上の場合はオプティミズム傾向が強く，21～28点は平均的なオプティミズム傾向であるといえます。20点以下の場合はオプティミズム傾向が低い，あるいはペシミズム傾向がみられるといえるでしょう。

心身の健康とオプティミズムの関係

　オプティミズムは心身の健康と深い関わりがあり，これまでの研究で，オプティミストは，そうでない人に比べて，免疫力が高く，健康状態が良いことが明らかにされています。また，オプティミストは，ストレスを経験しても積極的に対処し，心理的に安定した生活を送ることができるという報告もあります。なぜオプティミストは心身の健康を維持し，豊かな生活を送ることができるのでしょうか。オプティミストは，問題が生じても，これは長くは続かないし，必ず解決することができるといった明るい見通しをもつことができます。このようなポジティブな考え方は，情動的な混乱を感じることなく事態を客観的に把握し，積極的に問題解決に向かうことを可能にします。その結果，無気力や抑うつなどの情動問題に悩まされることなく，心身のより良い健康状態を維持することができます。「病は気から」ということわざにもあるように，心身の健康は，気持ちのもち方や物事の考え方に大きく影響を受けているのです。

（戸ヶ崎泰子）

［文　献］
戸ヶ崎泰子・坂野雄二　1993　オプティミストは健康か？　健康心理学研究，**6**(2)，1-11.

第7章
「ストレスと情動」のアセスメントの種類と活用

1 「ストレッサー」のアセスメント

　ここで取り上げるのは，ほとんど心理社会的ストレッサーであって，身体に反応を引き起こす物理的環境の変化や運動負荷といった物理的・生物化学的ストレッサーを測る場合は除くこととする。心理的に起因するストレス反応を生理学的（内分泌・脳内アミン代謝・皮膚電気活動・脳波）に測定するアプローチもあるが，ここではもっとも頻繁に用いられている質問紙法について述べる。ストレッサー(stressor)の測度（アセスメント法）を解説する前に，測る対象であるストレッサーの定義とストレッサーが内包している測定上の難しさについても触れておきたい。

1　ストレッサーの定義

　ストレス刺激あるいはストレス作因と呼ばれるストレッサーという言葉を初めて用いたのはセリエ(Selye, H., 1936)であった。

ラザルス（Lazarus & Folkman, 1984）は「心理的ストレスとは，人間と環境との間の特別な関係をいうのであり，ある状況がその人に負荷をかけている，自分の力を超えてウェル・ビーイングを脅かしていると判断される状態である」と述べている。ラザルスの観点の特徴の1つはこの認知的プロセスにあるが，この定義は包括的すぎる（矢冨，1991）とか，矛盾した要素がある（Antonovsky, 1987）という指摘もある。しかし，現在もっとも代表的な定義とされているものであろう。平衡状態(homeostasis)の動揺や喪失をもたらす引き金となるストレッサー（環境的事象）は，多くの人たちが被害にさらされた阪神淡路大震災のような劇的な大事件であるカタストロフ(catastroph)，個人にとって急激で大きな人生上の変化であるライフイベンツ（life events)，日常の慢性的なわずらわしい出来事であるデイリーハッスルズ（daily hassles）から構成される（Lazarus & Cohen, 1977）。北村(1995)は，「ほとんどは，対人関係を中心とした心理社会的ストレッサーである。心理社会的ストレッサーはライフイベンツ（急性のストレッサー）と持続性の困難（difficulties：慢性のストレッサー）に分けて考えられる」と述べている。

2　ストレッサー測定上の問題点

通常ストレッサーの査定は，上述のライフイベンツとデイリーハッスルズ（あるいはdifficulties）が対象となることが多い。人が直面する生活上のストレッサーは数多く多様である。それゆえにさまざまな側面や特徴を有しているので，測定の際にはストレッサーの次のような次元が問題になってくる。肯定的－否定的（ストレッサーは幸福な出来事である場合もある），短い－連続的，断続的－永続的，制御不能－制御可能，内部－外部，特異的－普遍的，選択的－強制的，などである。

また，対象の年齢によって尺度を変えなければならないし，特定の

出来事の有無ばかりではなく，その影響度（大変さの程度）を知る必要もあろう。出来事の想起の正確さに対する疑問も考えなければならない（Thurlow, 1971；Zimmerman et al., 1986）。さらに，ストレス度の評定は被検者個人の主観的評定によるかあるいは集団の代表値を採用すべきか，という問題もある。最後に，出来事の想起の測定を自己記入式調査票を用いるか構造化面接にするかなどの点も議論の争点になってくる(北村，1995)。このように単にストレスフルな出来事の測定といっても，実はさまざまな条件を考慮して克服しなければならないのである。

3 ストレッサーの調査票

社会的再適応評価尺度

以下に，実際に使用されているいくつかの自己記入式質問票を紹介することにする。まず最初に取り上げなければならないのは社会的再適応評価尺度（Social Readjustment Rating Scale：SRRS）であろう。ホームズとラーエ（Holmes, T. H. & Rahe, R. H.）により1967年に作成された(SRRSの作成の背景や特徴については植村，1985を参照されたい)。SRRSはライフイベントの調査票としては，人格査定におけるMMPIのような位置を占めてきたといってよい。わが国でもストレス研究に携わる研究者が紹介し導入を盛んに行ってきた(夏目ら，1988；夏目・藤井，1992；夏目・村田，1993；吉田，1991；八尋ら，1993；北村，1995など)。SRRSのオリジナルと日本語版（植村）を示す（表7－1，表7－2）。

この調査票の特徴は，43のさまざまな日常生活の出来事からなる質問紙で，各々の出来事に生活変化ユニット得点（Life Change Unit Score：LCU得点）が定められていることであろう。これはストレス度の評定（direct magnitude estimation）という精神物理学的尺度構

表7-1　社会的再適応評価尺度（SRRS）　　　（Holmes & Rahe, 1967）

順位	出来事	LCU得点
1	配偶者の死亡	100
2	離婚	73
3	夫婦別居	65
4	刑務所などへの収容	63
5	近親者の死亡	63
6	本人の大きなケガや病気	53
7	結婚	50
8	失業	47
9	夫婦の和解	45
10	退職・引退	45
11	家族員の健康面・行動面での大きな変化	44
12	妊娠	40
13	性生活の困難	39
14	新しい家族メンバーの加入	39
15	合併・組織替えなど勤め先の大きな変化	39
16	家計状態の大きな変化	38
17	親友の死	37
18	転勤・配置転換	36
19	夫婦の口論回数の大きな変化	35
20	1万ドル以上の借金	31
21	借金やローンの抵当流れ	30
22	仕事上の責任（地位）の大きな変化	29
23	子女の離家	29
24	義理の親族とのトラブル	29
25	個人的な成功	28
26	妻の就職または退職	26
27	本人の進学または卒業	26
28	生活条件の変化（家の新改築，環境悪化）	25
29	個人的習慣の変更	24
30	職場の上司とのトラブル	23
31	勤務時間や労働条件の大きな変化	20
32	転居	20
33	転校	20
34	レクリエーションのタイプや量の大きな変化	19
35	宗教（教会）活動上の大きな変化	19
36	社会（社交）活動の面での大きな変化	18
37	1万ドル以下の借金	17
38	睡眠習慣の大きな変化	16
39	団らんする家族員の数の大きな変化	15
40	食事習慣の大きな変化	15
41	長期休暇	13
42	クリスマス	12
43	信号無視などちょっとした法律違反	11

（植村，1985）

表7-2 Social Readjustment Rating Scale

Rank	Life event	Mean value
1	Death of spouse	100
2	Divorce	73
3	Marital separation	65
4	Jail term	63
5	Death of close family member	63
6	Personal injury or illness	53
7	Marriage	50
8	Fired at work	47
9	Marital reconciliation	45
10	Retirement	45
11	Change in health of family member	44
12	Pregnancy	40
13	Sex difficulties	39
14	Gain of new family member	39
15	Business readjustment	39
16	Change in financial state	38
17	Death of close friend	37
18	Change to different line of work	36
19	Change in number of arguments with spouse	35
20	Mortgage over $10,000	31
21	Foreclosure of mortgage or loan	30
22	Change in responsibilities at work	29
23	Son or daughter leaving home	29
24	Trouble with in-laws	29
25	Outstanding personal achievement	28
26	Wife begin or stop work	26
27	Begin or end school	26
28	Change in living conditions	25
29	Revision of personal habits	24
30	Trouble with boss	23
31	Change in work hours or conditions	20
32	Change in residence	20
33	Change in schools	20
34	Change in recreation	19
35	Change in church activities	19
36	Change in social activities	18
37	Mortgage or loan less than $10,000	17
38	Change in sleeping habits	16
39	Change in number of family get-togethers	15
40	Change in eating habits	15
41	Vacation	13
42	Christmas	12
43	Minor violations of the law	11

(Holmes & Rahe, 1967)

成法を用い，その平均点をさらに10分の1にしたものが得点になっている。尺度構成の手続きは，出来事が起こる前の日常の生活パターンに戻るのに必要な心的エネルギーの量を7番目の項目である「結婚」を50点として，相対的に評点させるのである（Holmes & Rahe, 1967）。

1964年にラーエ（Rahe, R. H.）はライフイベンツの多さ，すなわちLCU得点の高さが発病の予測になることを報告している（Rahe et al., 1964）。SRRSでは過去一定期間（1年であることが多い）のLCUの合計得点が300点を超えた場合80%の人が，200〜299点の場合50%の人が，ストレス関連の疾患にかかる危険性があるとされる。このストレス反応の予測あるいは疾患の先行指標の把握もSRRSの特徴の1つである。SRRSが提起されたのは1967年といささか古いが，ラーエ（1990）が1963年と15年後の1978年のLCU得点の変化に触れ，総じて得点が上昇していると変化への注意を促している。また，SRRSの日本人における検討（八尋ら，1993）で，項目の問題やLCU得点の適否を論じ，日本人向けのSRRSの必要性を強調した。しかし，その後わが国においてSRRSを基盤とした調査票は多く見受けられる。

勤労者のストレス調査票

夏目ら（1988）や夏目・藤井（1992）は「勤労者のストレス調査票」を作成した。SRRSをベースに職場生活ストレッサー18項目を加え計65項目からなる。ストレスの程度を結婚を50点とし，これを基準に0〜100点の間で自己評定させている。

平均値をストレス点数と仮称し，ホームズ（Holmes, T. H.）のLCU得点との比較を，「個人の生活」「家庭生活」「社会生活」「職場生活」に分けて相関を求めた結果，「職場生活ストレッサー」のみが明らかに低い相関を示したことを指摘している。この結果，会社・仕事に関するストレッサーに日本人が強いストレスを感じていることを明らかにしている。

黒田ら（1988）は，職場トラブル・イベンツ・リスト（39項目）を

第7章 「ストレスと情動」のアセスメントの種類と活用

表7-3　大学生と短大生のストレス得点

順位	ストレッサー	大学生	短大生	順位	ストレッサー	大学生	短大生
1	配偶者の死	83	89	36	大学への入学	50	50
2	近親者の死	80	85	37	教官とのトラブル	50	50
3	留年	78	85	38	転部	50	50
4	親友の死	77	89	39	自己の人格の大きな変化	50	55
5	100万円以上のローン	72	82	40	性的な悩み	49	53
6	大学中退	71	72	41	新しい家族メンバーの加入	49	54
7	大きな怪我や病気	69	81	42	価値観の衝突や変化	49	56
8	離婚	68	79	43	個人習慣の改善	48	57
9	恋人(配偶者)との別離	68	82	44	住居及び生活環境の変化	47	54
10	自己または相手の妊娠	67	73	45	物質の所有とその責任の変化(車の購入など)	47	55
11	大学入試	65	73	46	アルバイト先で仕事を替えさせられる	46	57
12	婚約解消及び恋人関係の解消	64	81	47	同居家族の数の大きな変化	45	51
13	就職試験，就職先訪問	63	82	48	アルバイトの時間や状況の大きな変化	45	57
14	不本意な入学	62	69	49	婚約	45	38
15	100万円以下のローン	61	72	50	大学事務とのトラブル	45	58
16	経済状態の大きな変化	60	67	51	大学への興味及び履修姿勢の変化	44	49
17	友人関係の大きな変化	59	72	52	通学時間の大きな変化	44	57
18	卒業論文(研究)	59	71	53	食生活の大きな変化	43	52
19	家族の健康や行動上の大きな変化	58	69	54	親戚とのトラブル	43	50
20	浪人	58	75	55	世間(政治，社会)に対する認識の変化	43	47
21	単位取得と履修方法の問題	58	68	56	アルバイトをする	42	45
22	学内試験及びレポートの作成	58	67	57	デート習慣の変化	40	47
23	将来の見通しの大きな変化	56	65	58	目立った個人的達成	39	41
24	先輩，後輩とのトラブル	56	63	59	恋人(配偶者)との和解	37	38
25	共通一次試験の成績	54	55	60	遊びやレクリエーション上での大きな変化	37	43
26	結婚	53	46	61	飲酒における大きな変化	37	43
27	恋人(配偶者)との喧嘩の回数の大きな変化	53	69	62	社会活動(ボランティア活動など)の大きな変化	34	37
28	専攻分野の選択及び変更	53	69	63	学校行事の参加の大きな変化	34	40
29	アルバイトの責任の大きな変化	52	64	64	信号無視などの法律違反	26	21
30	自己概念及び自己認識の大きな変化	52	55	65	旅行や休暇を楽しむ	24	22
31	クラブ(サークル)に入る及び辞める	52	44		耐えられるストレス点数	80	72
32	睡眠習慣の大きな変化	51	63		現在のストレス点数	51	56
33	アルバイトを辞めさせられる	51	58		ストレス耐性点数	29	16
34	自立と責任(自己管理)における大きな変化	51	57		人数分布	1900	542
35	両親への依存の大きな変化	51	65				

(夏目・村田，1993)

作成した。過去1年間のトラブル・イベンツの有無を2件法で問うものである。594名の回答から4つの因子が抽出され、それぞれ「仕事の内容の変化」「海外出張・大きな職場体制の変化」「勤務地、職場体制の変化」「仕事にかかわる不満」因子と命名された。イベント数と現在の体調得点（7項目の質問による）やGHQ (General Health Questionnaire) との相関は低いものであったと報告している。

大学生用のストレス尺度

　では、対象がもっと若い学生ではどうだろうか。夏目・村田（1993）は、SRRSを大学生に応用したアンダーソン（Anderson）のCSRE (College Schedule of Recent Experience) とコスタンチーニ（Costantini）の「Life Change Inventory」をもとに65項目の大学生のストレス調査表を作成した。2442名（女性877名）の大学・短大生の各項目のストレス度を、「大学入学」を50点として、比較評価させた。

　久田・丹波（1970）は夏目らの調査表がライフイベンツを取り扱っているのに対し、学生のデイリーハッスルズ（daily hassles）や日常的高揚(daily uplifts：日常生活の中にあるある種の快適さをもたらす出来事）を取り扱っている。彼らは、まずSRRSに3つの問題点がある（①全生活領域をカバーしきれない、②大学生では体験し難い項目がある、③項目中に精神障害の症状あるいはそれらの結果として起きてくると考えられる出来事が含まれている）とし、大学生の生活ストレスを査定できる尺度のもつべき5つの特徴を満たす67項目からなる「大学生用生活体験尺度 (College Life Experiences Scale)」を作成した。信頼性を再テスト法で、また他の質問紙との相関を求めたうえで、出来事の質、すなわち「望ましさ」の考慮、項目の総和あるいは被検者による重みづけ得点の是非などについて論じている。

DSM-IVによる評定のストレス尺度

　最後にDSM-IVのAxisIV 心理社会的および環境的問題(Psychological and Environmental Problems) を取り上げることにする。現在精神科領域でDSM-IVを用いることが多いからである。DSMのストレスの強さの段階評定は「類似の環境に住み，類似の社会文化的価値観をもつ平均的な人間が，その同じ心理社会的ストレスを受けた時に体験する強さについての臨床家の評価に基づく」とある。つまりこれは他者評価が行われることを意味している。「判定は，ストレスによって引き起こされた患者の生活変化の量，その出来事が患者にどれだけ望まれ患者の制御下にあったかという程度，およびストレスの数を考慮して行う」とされている。段階別に分けた出来事の例をみてみると，壊滅的な天災・家族の多数の死や離婚・別居，性的虐待などそのほとんどがSRRSに列記されているライフイベンツであることがわかる。DSM-IIIとDSM-III-RのAxisIVでは「Severity of Psychosocial Stressors Scale for Adults & Children・Adolescents」と表記されていた。

DSM-IIIは7段階(なし～破局的)，DSM-III-Rでは6段階(軽微と軽度が1つのカテゴリーに集約)，そしてDSM-IVでは強さの段階別評定が廃止され，9種類(家族，社会環境，教育問題，就労問題，経済的，住環境，保健機関利用上の問題，法律・犯罪関連の問題，その他の心理社会的，環境的問題)の内容をチェックするようになっている(American Psychiatric Association DSM-III, 1980；DSM-III-R, 1987；DSM-IV 1994)。

表7-4 大学生用生活体験尺度 項目

1	新しい習いごとや趣味を始めた。
2	通学時間が変わった(増えた，または減った)。
3	災害や事故にあった(大雨，大雪，火事，交通事故など)。
4	娯楽施設(映画，演劇，コンサート，遊園地，スポーツ施設など)に行く機会が増えた，または減った。
5	お酒をのむ機会が増えた，または減った。
6	新しいアルバイトを始めた。

7 アルバイト先でトラブルを起こした。
8 就職活動をした。
9 生活パターンが大きく変わった(食生活,睡眠時間,帰宅時間など)。
10 一人で過ごす時間が増えた,または減った。
11 生活上の仕事(洗濯,掃除,炊事など)が増えた。
12 自分の経済状態が変化した(収入や支出の変化)。
13 現在専攻している,あるいは専攻しようとしている研究分野に対する興味が失せた。
14 家族,または親しい親戚の誰かが結婚した。
15 家族,または親しい親戚の誰かが病気やけがをした。
16 家族,または親しい親戚の誰かが死んだ。
17 家族と過ごす時間が増えた,または減った。
18 父親と母親の仲が変化した(不和,和解など)。
19 家族の誰かと論議,不和,対立などがあった。
20 家族の経済状態が変化した。
21 父親,または母親の仕事上の変化があった(就職,転勤,失業,退職,昇進など)。
22 いっしょに楽しめる友人が増えた。
23 信頼していた友人,先輩などにうらぎられた。
24 友人や仲間から批判されたり,からかわれたりした。
25 現在所属している大学自体に不満をもった。
26 興味のもてない授業を受けるようになった。
27 学業上の努力が先生や仲間に認められた(試験,レポート,発表など)。
28 学業上の成果(試験,レポート,発表など)が先生や仲間にけなされた。
29 教師と何らかのトラブルがあった。
30 クラブ,サークル,ゼミなどで人とのつき合いが増えた。
31 クラブ,サークル,ゼミなどで責任ある地位についた。
32 クラブやサークル活動で束縛される時間が増えた。
33 クラブやサークルの活動内容に不満を持った。
34 学業上のことで失敗した(成績の低下,単位を落とす,留年するなど)。
35 課題(試験やレポートなど)が大変な授業を受けるようになった。
36 自分の勉強,研究,卒業などがうまく進まない。
37 親しい友人が病気やけがをしたり死んだりした。
38 仲間の話題についていけなかった。
39 友人の悩みやトラブルに関わりをもった。

40 自分に関するうわさが広まった。
41 他人から誤解された。
42 隣近所が騒がしくなった。
43 どろぼうに入られた，あるいは入られないかと心配した。
44 痴漢にあった，あるいはおそわれそうになった。
45 隣近所に気をつかうようになった。
46 異性に接する機会が増えた，または減った。
47 特定の異性との交際が始まった。
48 恋人との関係(つきあい方，相手への気持ち)が変化した。
49 恋人と別れた(死別も含む)。
50 恋人が病気やけがをした。
51 恋人が欲しいのにできない。
52 恋人を家族や友達に認めてもらえない，もらえそうもない。
53 自分の性格について考えるようになった。
54 将来の職業について考えるようになった。
55 結婚について考えるようになった。
56 自分の能力・適性について考えるようになった。
57 宗教上の問題について考えるようになった。
58 体重が変化した(増えた，あるいは減った)。
59 性的な事柄について考えたり，性的な行為をした。
60 流行(ファッション，スポーツ，音楽など)に気を配るようになった。
61 自分の容姿が気になるようになった。
62 からだの調子が変化した(病気やけがも含む)。
63 生活習慣(言葉，服装，マナーなど)の違いにとまどった。
64 法律に触れるような行為をしてつかまった(交通違反やキセルも含む)。
65 いやな人から交際を迫られた。
66 前から欲しかったものが手に入った。
67 大切なものをなくしてしまった。

(久田・丹羽，1970)

2 「ストレスコーピング」のアセスメント

1 非行少年・犯罪者のコーピングスキル

　非行少年や犯罪者は，社会生活に有効なコーピング（coping）を採用しなかった者と理解することができる。好ましいコーピングには，自己主張や生活管理といったストレッサーに対する介入，論理的思考やポジティブシンキングなどの認知的評価の修正，リラクセーションに代表される感情的興奮への介入，身体活動による身体的興奮への介入の4種がある。
　これらのコーピングのうち，非行・犯罪は身体活動を除いた他のコーピングを適切に行えなかったことが一因と考えられる。自己主張ができずに仲間に追従する非行少年は多く，我慢する体験が乏しいため

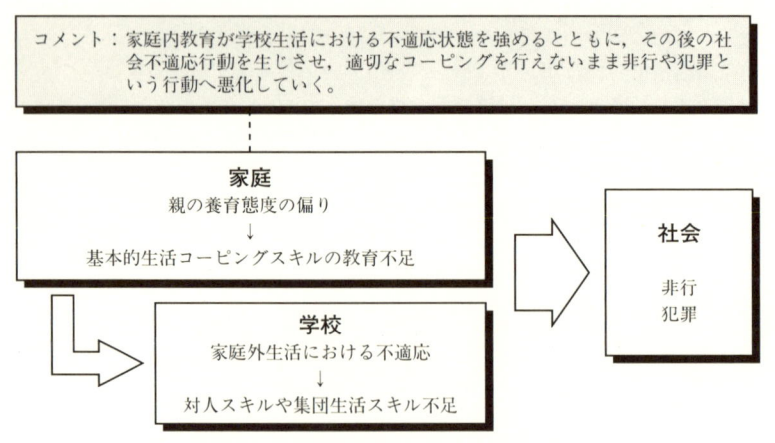

```
コメント：家庭内教育が学校生活における不適応状態を強めるとともに，その後の社
         会不適応行動を生じさせ，適切なコーピングを行えないまま非行や犯罪と
         いう行動へ悪化していく。
```

家庭
親の養育態度の偏り
↓
基本的生活コーピングスキルの教育不足

学校
家庭外生活における不適応
↓
対人スキルや集団生活スキル不足

社会
非行
犯罪

図7-1　家庭・学校教育不足と非行・犯罪発生のプロセス

に些細な出来事でさえ重大なものと受け取って短絡的な行為に出たり，物事を合理性をもって理解できずに怒りに任せた行動に出たりすることで規範を逸脱する場合が多々認められる。また，感情のコントロールを失って粗暴行為に至れば傷害として起訴される。いわゆる「キレる」という行為である。シンナーや覚せい剤などの薬物乱用は，不安を一時的に解消するための道具として使われることが多く，感情に関するコーピングスキル（coping skill）の乏しさを表している。コーピングスキルの向上は，家庭や学校における教育が重要な役割を果たすが，過度の保護・放任・厳格といった親の柔軟性に欠けた養育態度によって，時宜に応じたコーピングを学ぶことができず，就学以降の学校生活に適応できるだけの準備ができずに進学して学校不適応をきたすことが多い。そして，学力はもとより集団での対応についての対処の仕方を学ぶことができずに社会不適応を深めるということが，非行少年や犯罪者に多く認められる生活プロセスである（図7－1）。

　このようにコーピングスキルが育たずにいる場合，悩んだり挫折感を味わったりしやすいうえに社会的な逸脱を生じることが少なからずあり，それゆえ非行・犯罪臨床では対象者のコーピングスキルの乏しさを見出し向上させることが目的となる。

2　非行・犯罪臨床におけるコーピングスキルの評定

　非行少年や犯罪者を矯正するには，対象者個人が適切なコーピングを知らず，それゆえに選択しやすい誤ったコーピングの種類や頻度について評定する必要がある。臨床現場であるため，まず面接をして個人の生育史をたどることでコーピングスタイルを推測することが一般的であり，他のカウンセリング場面よりも生育史によるコーピングの検討は大きな役割をもっている。表7－5は，生育史においてコーピングスキル不足が原因として発生しやすいエピソードを示している。これらのエピソードは，たとえば自己主張ができないためにいじめられ

表7-5　コーピングスキル不足によって発生しやすい生育史上のエピソード

万引き
家庭からの金品持ち出し
学力不足
授業抜け出し
不登校
保健室登校
いじめ・いじめられ
対教師暴力
家庭内暴力
不良交遊
薬物乱用
過度の飲酒・喫煙
反社会的集団への加入
暴力的行為
生活習慣の乱れ
頻繁な婚姻・離婚
頻繁な転職
無職状態

るというような因果関係が示唆され，対象者のスキルの程度を推し量ることができる。1人の対象者が多種多様な逸脱行為を重ねることは少ないため，特徴的なエピソードを見出すことはそれほど難しくはなく，コーピングの種類やスキルの程度を推定することは十分可能である。

この基本的な作業に加えて，ソーシャルスキル・トレーニング(Social Skill Training：SST)を応用したコーピングスキル評定，日常場面における行動観察，質問紙法検査，P-F スタディ (Picture-Frustration Study)，ロールシャッハ・テストや TAT (Thematic Apperception Test：絵画統覚検査) に代表される投影法検査などが行われる。

SSTを応用したコーピングスキルの評定

対人スキルは正確な意思表示や的確な自己表現はもちろん，他者か

表7-6　SSTの問題解決訓練における解決ステップ

1　練習する課題を決定する
2　通常のやり方でロールプレイングする
3　良いところを指摘する
4　更に良くする点を考える
5　練習する
6　チャレンジする課題（宿題）を決定する

表7-7　SSTにおける対象者への注目点

1　視線
2　表情
3　声の調子や大きさ
4　話し方
5　姿勢
6　身体を使った表現
7　話の内容や言い方の工夫

らの好ましい評価を得るために必要である。矯正現場におけるSSTは、もっぱら対人スキルの向上を目標としている（法務省矯正局，1997）。

このトレーニングを概説すると，表7-6に従った6ステップを経て対人スキルを高めるように働きかけることになる。対象者は，最初に，たとえば父との葛藤といった感情移入しやすいテーマを選ぶ（課題の決定）。次に，通常選択しているコーピングをロールプレイング（role playing）してみる。このときに指導者は，7種の行動に注意して観察する（表7-7）。この注目点は，その場の状況に適合した動作であったかを基準に観察していく。

逆に言えば，7種の注目点は非行少年や犯罪者が獲得不全をきたしていることが多いコーピングスキルであるということができ、面接時などに観察し評定できる基準ともなる。相手と目を合わせることができるか，表情は柔和でしっかりとしているか，声が静かで適度に大きいか，相手の理解を得るために反応をみながら話し方を変えて相手の

話も聞くことができるか，手の置き場所や足の組み方などが適切か，適度に身振り手振りを使って話せるか，伝えたい内容を工夫して話しているかといったことを観察し，それらをもとに対人スキルを測る。

さらに，SSTでは，①感情の整理，②相手の話を聞きその気持ちを知る，③過去の非行・犯罪への反省を伝える，④現在の気持ちを説明する，⑤将来の決意を述べる，という5つのステップをロールプレイングする。これらの感情の整理，傾聴，心情の伝達，建設的意見の披露という具体的なコーピング目標はまた面接時に確認することができる基準となりうる。

日常場面における行動観察

非行・犯罪臨床の特徴の1つは，少年鑑別所・少年院や拘置所・刑務所に対象者を収容する場合があることである。このような施設内における対象者の生活を観察することで生活全般のスキルを評価することが可能であり，非行・犯罪臨床においてはこの行動観察も大きな役割を担っている。

この場合，対象者がまず定められた規則に従えるかどうかについて観察がなされる。規則に従うことで自分の立場を危うくしないというコーピングは生活するうえで重要なスキルである。施設の役割上，設定された規則は通常の社会生活よりも厳しい制限が課されているが，心身ともに通常程度の健康人であれば従えない規則ではない。次に，対人関係調整のスキルが試される。施設内では限られたスペースで生活しなければならないため，物理的および心理的に距離を近く取らざるを得ない。状況によってはかなり厳しい対人関係をしのがなければならないため，対人関係調整のために本人特有のコーピングの特徴があらわれやすい。この特徴によって社会適応に支障が生じていないかを判断し，適応性が悪いコーピングならば新たな方法を教え，あるいは改善を加えてより適応性を高めるように教育する。表7-8に，代表的な適応性の低い対人関係コーピングを示しておく。

表7-8　代表的な適応性の低い対人関係コーピング

過度な対人親和性（すぐに仲間を作る）
孤立
対抗的行動
虚言
指示違反
言葉遣いの不適切さ
理解度の低さ
自己表現力の乏しさ
家族との対応の悪さ

質問紙法検査

　非行・犯罪臨床においてコーピング評定に特化された客観的評価尺度は準備されていない。しかし，たとえば現場でよく活用されるTEGでは，A (Adult) 尺度で合理性をもった思考を測定できる。これはストレッサーの評価を論理的に把握するスキルを示している。図7-2は非行少年に特徴的なエゴグラム・パターンであるが，これをみると非行少年には，刺激を客観的にとらえられずにストレスをためやすいという傾向が認められる。情緒的な反応のしやすさ (CP, NP)，規制や習慣に合わせて欲求を抑えられる傾向 (AC) といった尺度もスキル評定の参考資料として活用することができる。

　また，直接的にコーピング法を検討するものではないが，気分・感情の評価を行うことによって，心理的ストレス反応に対するコーピングスキルを推測することも可能である。図7-3は，少年鑑別所に入所した男子（非行群）および統制群である非行歴のない少年（一般群）が示す状態・特性不安検査 (STAI) の状態不安得点の週ごとの平均得点の変化に加えて，殺人未遂によって入所した男子1名の得点変化結果である。非行群と殺人未遂少年は，少年鑑別所入所直後からの測定であり，殺人未遂少年は第3週までの結果となっている。少年鑑別所に入所した少年は，おおむね4週間以内に家庭裁判所による審判を受

けて処分が決定するため，図から明らかなように，非行群は一般群よりも高い不安を示すことがわかっている（大野・石丸，1999；大野，2000）。殺人未遂を起こした少年もまた，入所1週間目は高い不安を示しているが，その後は急速に得点が低下し，一般群と変わらない程度にまで低下している。施設内という，本来なら不安が高まりやすい生活状況において，緊張感が薄れて不安が低下する反応は特異といえよう。ストレッサーの予測をし，それの到来に備えて適度な緊張を保つことは重要なコーピングの1つであるが，殺人未遂の少年はそれが不十分であることが推測できる。そして，この特徴により，浮浪をして

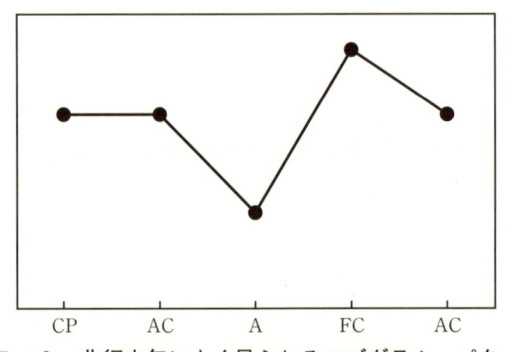

図7-2 非行少年によく見られるエゴグラム・パターン

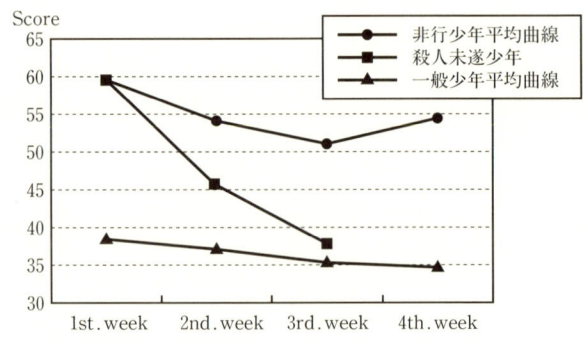

図7-3 状態不安の変化（非行少年・一般少年・殺人未遂を生起した少年）

窃盗をしたり，逃走のために被害者に暴行を加えたりしたこの少年には，将来を予測して計画的に準備するということが困難であるという問題の存在することが考えられるのである。

投影法検査

投影法検査は，深層心理にまでそのプローブ (probe) を探り入れることができるが，適切に活用するためにはかなりの経験が必要となる。しかし，投影法検査の中でも比較的実施しやすく理解しやすい検査は存在している。たとえば P-F スタディがそれに該当する。この検査は欲求不満喚起場面でどのような解決行動を選択するかを測定することができるものであり，欲求不満耐性という有名な心理学用語もこの検査に大いに関連している。自我防衛機制という対処法が検討の一部とされているように，精神分析の流れを汲んでいるが，反応が数値化されて示されるため健康心理学への親和性は高い。また，この検査は「欲求不満－攻撃仮説」(Dollard et al., 1939) を背景にして，欲求不満場面における主張性 (assertiveness) をもとに個人の行動分析を行っていることから，ストレッサーに介入するコーピングスキルを検討していると考えることもできる。

この検査では，反応をまず攻撃の方向別に他責(外罰)・自責(内罰)・無責（無罰）の 3 方向に分ける。これらはフラストレーション時のコーピング法であるが，自己防衛のためには適度な攻撃的行動は必要であるものの，いわゆる「キレる」という行動は不適切なコーピングである。あまりにもフラストレーションの原因を外界に求めすぎて「キレて」ばかりいた場合は適応性が悪いといえる。逆に自責傾向が強すぎると自分ばかりを責めて，被害者になりやすく，自己責任にさいなまれるタイプ C 行動者としてみることができる。無責傾向は，怒りや不安といった情動を低減させようとする情動焦点対処法として見直すことができる。

第 2 の反応分析法は，障害優位・自我防衛・要求固執の 3 種の型か

ら検討する方法である。障害優位型は，フラストレーションの原因をはっきりと述べるものであり，自我防御型は自分の自我を防衛するための反応形式，要求固執型はフラストレーションの解決を強調する反応である。ストレスコーピングの観点から見直すと，それぞれ自己主張・合理化などの自我防衛・問題解決焦点型の対処法といえなくはないが，これら第2の反応分析法はコーピングの理解にとって，むしろ複雑な要因であるといえよう。それゆえ，他責・自責・無責という反応分析がコーピング理解には簡明であり，得るところが多いように考えられる。

3 非行・犯罪とコーピング

すでに述べたように，非行や犯罪を理解するうえで，個人のコーピングスキルの程度を基準にして検討することは，非行少年や犯罪者の問題点とその改善に役立つ。しかし，そのような視点で開発された評価尺度はなく，既存の種々の検査用具を用いて代用せざるをえない状況である。従来，精神分析理論に基づいて個々の深層心理を探ることが非行・犯罪心理臨床の目的とされ，そのために投影法検査が主たる評定用具として活用されてきたことが，簡便な質問紙法や科学的行動観察法に重点をおかなかった理由であろう。しかし，実際に非行・犯罪臨床に携わってみると，逸脱行為をストレスの種類やコーピング様式・能力という視点で検討することは十分可能であり，対象者の矯正教育においても有効であることは容易に理解できることである。それゆえ，行動観察，SST，TEG や P-F スタディといった既存の検査を活用する視点も重要であるが，何よりストレスコーピングに特化された評定尺度を準備することが必要であると考えられる。

3 「バーンアウト」のアセスメント

　医師やナース，ソーシャルワーカー，カウンセラー，教師など，人間を相手とする専門職のバーンアウト（燃えつき症候群）が近年，注目されている。宗像・稲岡（1988）によると，医師やナース，教師にバーンアウトが多発しやすく，また医療者の中ではナースのバーンアウトがより深刻であるという。最近では，バーンアウトのほかに，神経症，うつ病，心身症なども増加しており，人のケアや援助に携わる専門職の心身の健康問題が深刻化してきている（上野ら，1999）。バーンアウトはヒューマンサービス職以外の人びとにも起こりうるもので，その予防策や対処法の検討が急務の課題となっている。

1　バーンアウトの定義と主な症状

　もともと，バーンアウト（burnout）という言葉はモーターや電球が"焼き切れる"という意味からきている。バーンアウトの概念や測定に関しては，マスラック（Maslach, C.）らの研究が著名である。マスラックらによれば，バーンアウトとは，「極度の心身の疲労と感情の枯渇を示す症候群」（1976）であり，「人間を相手とする仕事に従事している人たちに生じる，情緒的消耗感，脱人格化，および個人的達成感の減退をともなう症候群」である，としている（Maslach & Jackson, 1986）。バーンアウトは，職場の人間関係や過重なストレッサーなどによって生ずるストレス反応・症状の一種と考えることができる。
　バーンアウトの主たる症状は上記の3つである。情緒的消耗感とは，心身とも疲れ果てて何もしたくない，仕事をやめたいという感情・気分であり，バーンアウトの中心的症状である。脱人格化は，患者・ク

ライエント，同僚などへの配慮，思いやりがなくなり，敵意や無関心，拒否感が高まり，温かみのある関わりができなくなることである。この症状は，これ以上の心身の消耗を防ぐという一種の対処行動ともいえる。達成感の減退とは，するべき仕事をやったという達成感が実感できなくなったり，仕事の喜びや楽しさが感じられなくなったりすることである。この3つの症状の中でも，情緒的消耗感がバーンアウトの中核症状であり，その進行につれて脱人格化や個人的達成感の減退が起こってくる。

　こうした症状が続くと，患者・クライエントに対するケアやサービスの質が低下したり，不眠症，身体的愁訴(不定愁訴)，アルコールや薬物の乱用・依存，同僚とのトラブル，長期欠勤，職場のモラール低下，そして転職・退職など，さまざまな症状や問題が発生したりする。さらに，神経症やうつ病，心身症などが生じることがある。

2　バーンアウトの測定

　バーンアウトの症状を測定するために，マスラックとジャクソン(Maslach, C. & Jackson, S. E., 1981)は22項目からなるバーンアウト尺度(Maslach's Burnout Inventory：MBI)を考案している。MBIは多方面で活用されており，その邦訳改訂版が久保・田尾（1992）によって作成されている。

　質問項目は，"1日の仕事が終わると'やっと終わった'と感じることがある""こんな仕事，もうやめたい'と思うことがある"(以上，情緒的消耗感)，"同僚や患者と何も話したくなくなることがある""同僚や患者の顔を見るのも嫌になることがある"(以上，脱人格化)，"今の仕事に心から喜びを感じることがある""仕事が楽しくて，知らないうちに時間が過ぎることがある"(以上，個人的達成感，逆転項目)など17項目で，それぞれの頻度（最近6か月の経験頻度）を5段階で評定するようになっている。田尾・久保（1996）はバーンアウトの理論研究

と実証研究をまとめ，ナースを対象とした調査結果や自己診断表を載せている。日本版MBIの妥当性と3因子構造は増田(1997)の研究でも確認されている。

　この尺度は文言を一部修正するだけで，さまざまな職種のバーンアウトを調べることが可能である。実施にあたって，特別の教示は必要ない。短時間で回答でき，後のデータ処理も簡単である。なお，MBIのほかには，パインズら(Pines, A. et al., 1981)の尺度も知られている。これは情緒的消耗感を中心に測定する一次元尺度であり，21項目で構成されている(宗像・稲岡，1988)。

　MBIを使用して，職場環境要因とバーンアウトの関係(久保・田尾，1994)，バーンアウト予防とソーシャルサポートの関係(上野・山本，1996)，パーソナリティ特性とバーンアウトの関係(上野ら，1996)，バーンアウトと医療ミス・事故との関連(山本ら，1996)などが研究されている。

4　「不安，怒り，神経症傾向」のアセスメント

　ストレスやストレス状態に起因する慢性身体疾患の臨床試行での成績評価や，心身症や神経症などの予防・治療過程の指標を明らかにするために，不安や怒り，敵意，攻撃性，神経症傾向(恐怖，対人不信など)のアセスメントを目的として，さまざまな検査法が開発されてきた。

　今日，これらのアセスメントの考え方や方法のいくつかは統合されつくりかえられて，目的に合わせてより正確に，より簡単に実施することができ，臨床的妥当性，信頼性(再現性，内的整合性，判別妥当性など)のすぐれた検査が開発されている。

状態・特性不安検査（State-Trait Anxiety Inventory：STAI）

　状態・特性不安検査は，このような目的のために開発された代表的なものの1つで，病状やストレスに応じて変化する状態不安（state anxiety：S不安）と，神経症傾向などの不安になりやすい特性不安(trait anxiety：T不安）を測定するものである。

　状態不安は，緊張，気がかり，いらいら，心配，脅威（threat），自律神経機能の覚醒状態などの神経症症状や神経過敏状態に関わる側面を，また，特性不安は，神経症傾向などの不安状態になりやすい傾向の個人的特徴（不安が大きくあらわれるようになる特徴の個人差）をあらわすものである。それぞれ20の項目に対して，状態不安の測定は，被検者に「今，この瞬間に感じている不安（気になること）の強さや大きさ」を，また，特性不安の測定は「ふつう一般的にいって，たいてい，いつもどのような頻度で，どの程度の不安(心配，気がかり)が感じられるか」を，4段階評定（likert scale）で回答するように求めるものである。

　状態・特性不安検査は，顕在性不安検査(Manifest Anxiety Scale：MAS)や，不安尺度質問表(Anxiety Scale Questionnaire：ASQ)，ウェルシュ不安尺度(Welsh Anxiety Scale：WAS)などとの相関(収束妥当性)が高く，安定した回答をもたらし,内的整合性(信頼性)が高い。

　S尺度の項目には，たとえば「いま，緊張している，とても心配だ」（不安を感じている状態）とか，「案外安心していて，落ち着いている」（不安を感じていない状態）などというものが含まれている。T尺度の項目には,「たいしたことでもないのに，いつまでもくよくよと考えてしまったりして，緊張したり混乱したりしてしまうことがよくある」(不安になりやすい特性)とか，「自分はいつも満ち足りた，安定した人間だ」（不安になりにくい特性）などというものが含まれている。

状態・特性怒り表現検査（State-Trait Anger Expression Inventory：STAXI）

　状態・特性怒り表現検査は，怒りに関するアセスメントの代表的な

ものの1つで，7つの互いに独立の因子（尺度）からなり，合計44の項目に4段階評定で回答するものである。

状態（state：S）怒り尺度（10項目）は怒っている状態の強さを，また気質特性（trait/temperament：T/T）という相手や他人と関わりなく，自ら怒りやすい傾向（4項目）と反応特性（trait/reaction：T/R）という相手や他人のけしかけに反応して怒る傾向（4項目）の2つの副尺度を含む特性（trait：T）怒り尺度（10項目）は，怒りやすい傾向の個人差（パーソナリティ特性）を測定するものである。これに対して，怒り表現保持（anger expression/in：AX/In）尺度（8項目）は怒りを内に込めて（内心煮えくり返っていても）外に表さない度合いを，また怒り表現表出（anger expression/out：AX/Out）尺度（8項目）は，人に対して怒りを表す（我を忘れて怒り狂う）度合いを，そして，怒り表現制御（anger expression/control：AX/Con）尺度（8項目）は，怒りを自制する（自ら怒らないように努力する）度合いを，測定するためのものである。

状態・特性怒り表現検査のT尺度の得点は，バス・ダーキー敵意目録（Buss-Durkee Hostility Inventory：BDHI）やミネソタ多面人格目録（Minesota Multiphasic Personality Inventory：MMPI）の敵意（Hostility：Ho）尺度の得点，アイゼンク・パーソナリティ検査（Eysenck Personality Questionnaire：EPQ，EPQ-R，EPS）の情緒不安定（neuroticism, emotional lability：N）やタフ性（psychoticism, toughmindness, strongmindedness：P），状態・特性不安検査のT尺度の得点などとの間に正の相関が高く，神経症傾向早期診断への妥当性を示している。さらにまた，EPQの外向性（extraversion：E），内向性（introversion：I）とは相関関係がなく，偽装性（lie/dissimulation, social desirability：L）と負の相関を示すことから，特性怒り尺度は不快感情体験抑制傾向（emotional defensiveness repressiveness）とは逆の特徴（truly high anxious/angry tendency：不安や怒りをストレートに表出する傾向）を示すものと考えられている。

怒りを抑えて（無理にこらえて）外に表さない（発散しない特徴を示す）AX/In尺度の得点が高い人では，ストレス刺激に反応して心拍数の増加が大きく，収縮期・拡張期の血圧がともに高い値を示し，運動不足や食習慣などの危険因子が加わると，冠動脈硬化が進行しやすく，狭心症や心筋梗塞の発症率が高い。このような怒りや不安を内に込める傾向（AX/In得点やL，N得点構造，T不安得点など）とストレス状態や（その結果，もたらされる）高血圧状態の持続，心臓・脳血管疾患発症傾向との関わり，あるいはまた免疫活性との関連は，食事や肥満，人種，遺伝，家族歴などの危険因子の影響をしのぐほど大きなものである。このことから，怒りや不安を抑制する傾向(emotional suppression)は，ストレス対処の失敗や，身体疾患，喫煙や飲酒に起因する慢性身体疾患（高血圧症，心筋梗塞，脳卒中，悪性腫瘍，癌など）の発症の，最大の予測因子であることがわかる。

5　「気分(抑うつ，など)」のアセスメント

近年，勤労者を取り巻く環境は厳しい。労働省の労働者健康状況調査（1996）によると，仕事や職業生活に関する強い不安，悩み，ストレスを感じている労働者の割合は増加してきている。その背景には，経済・産業構造が大きな転換期を迎えていることや，長引く不況により企業の倒産やリストラが深刻になり，勤労者にかかるストレス負荷が増強したことが大きく影響していると考えられる。

職場におけるメンタルヘルスの課題の中でもっとも頻度が高い精神疾患は，うつ状態，うつ病であり，「朝起きられない」「体がだるい」「気力がわかない」といった症状を主訴に，精神科や心療内科を訪れる勤労者が増加している。このような状況において，職場における勤労者の気分のアセスメントは，非常に大切な課題である。

1 観察・面接におけるアセスメント

①仕事のようす
　被害的な思い込みが多い。集中できない。必要以上に自分を責める。記憶力が落ちている。
②態度
　他人の目を気にしている。おどおどする。イライラして落ち着かない。
③生活面
　睡眠に支障が出る。食欲がなくなる。いろいろなことに無関心になる。
④体調
　胃腸症状（胃痛，腹痛，下痢，便秘など），循環器症状（動悸や胸部不快感など）や神経筋肉系症状（頭痛，肩こり，腰痛など）を訴える。

2 心理テストによるアセスメント

　本人の訴えや，周囲の観察・面接から気分の変化が疑われた場合，心理テストを利用すると，その実態をより詳しく把握できることが多い。以下に，気分の変化（特に"うつ"）を測定する各種心理テストの概要を示す。

コーネル健康調査表（CMI）
　CMIはCornell Medical Indexの略で，日本語版では男子211項目，女子213項目の質問からなる。精神的自覚症状のうち，抑うつに関する質問は表7－9に示す6問で，とくに158，161，162の項目に「はい」と答えた者は，うつ病・うつ状態の可能性が大きいといえる。
　CMIの判定には深町法が広く用いられており，うつ病・うつ状態に

表7-9　CMIのうち抑うつに関する質問

157　会合に出ても，ひとりぼっちな感じで悲しいですか。
158　いつも不幸で憂うつですか。
159　よく泣きますか。
160　いつもみじめで気持ちが浮かないですか。
161　人生はまったく希望がないように思われますか。
162　いっそ死んでしまいたいと思うことがよくありますか。

表7-10　SDS質問項目の抑うつ状態像と評価点

項目番号	抑うつ状態像因子	質問項目	応答欄（評価点） ない，たまに	ときどき	かなりのあいだ	ほとんどいつも
1	憂うつ，抑うつ，悲哀	気が沈んで，憂うつだ	1	2	3	4
2	日内変動	朝方はいちばん気分がよい	4	3	2	1
3	喚泣	泣いたり，泣きたくなる	1	2	3	4
4	睡眠	夜よく眠れない	1	2	3	4
5	食欲	食欲はふつうだ	4	3	2	1
6	性欲	まだ性欲がある	4	3	2	1
7	体重減少	やせてきたことに気がつく	1	2	3	4
8	便秘	便秘している	1	2	3	4
9	心悸亢進	ふだんよりも動悸がする	1	2	3	4
10	疲労	何となく疲れる	1	2	3	4
11	混乱	気持ちはいつもさっぱりしている	4	3	2	1
12	精神運動性減退	いつもとかわりなく仕事をやれる	4	3	2	1
13	精神運動性興奮	落ち着かず，じっとしていられない	1	2	3	4
14	希望のなさ	将来に希望がある	4	3	2	1
15	焦燥	いつもよりいらいらする	1	2	3	4
16	不決断	たやすく決断できる	4	3	2	1
17	自己過小評価	役に立つ，働ける人間だと思う	4	3	2	1
18	空虚	生活はかなり充実している	4	3	2	1
19	自殺念慮	自分が死んだほうが他の者は楽に暮らせると思う	1	2	3	4
20	不満足	日頃していることに満足している	4	3	2	1

ある人はⅢ・Ⅳ領域に入ることが多い。

SDS (Self-rating Depression Scale)

　SDSは，抑うつ気分，日内変動，疲労感などの20項目の質問を4段階に自己評定するもので，簡単にでき，かつ信頼性の高い，有用な心理テストの1つである。表7-10に日本語版SDSの質問項目とそれぞ

れの抑うつ状態像因子，評価点を示す。

わが国では，福田らの判定にそって，40点未満で「抑うつ性はほとんどない」，40点台で「軽度の抑うつ性がある」，50点以上で「中等度の抑うつ性がある」と判定している。

心理テスト実施上の留意点

各種心理テストは，それぞれに特徴があり，これらの組合せによって，より精度の高いアセスメントができる。しかしながら，質問紙法の心理テストには限界があることも知っておいた方がよい。

以上，抑うつを中心に気分の変化についてのアセスメント法について述べた。アセスメントはその後の対応，治療に向けての大切な作業である。気分のアセスメントには，注意深い観察，面接，そして正しい方法での心理テスト利用が重要であることを強調したい。

6　「痛み」の測定

1　痛みの概念

どのようなアセスメント法に基づいて痛みを測定するかを決定する際に，まず重要なのは，痛みとは何かという定義を明確にし，どのような立場にたって痛みと向かいあっているのかを自明にしておかなければならない。

ハーディら（Hardy, J. P. et al., 1952）は，痛みの測定，定義における煩雑な用語を整理一括するために，痛みの体験（pain experience）という言葉を使用し，この痛みの体験という概念を「侵襲刺激および

痛みがもたらすすべての影響の個人的総和」と定義している。
　その内容は，次のように分類できる。
　①侵襲刺激に先行する痛みの脅威に対する反応
　②侵襲刺激部位および脊髄や脳幹などの中枢神経系における反応
　③痛みそれ自体の感覚，つまり圧力，肥大，熱，冷たさなどの感覚を伴って統合されるもの
　④痛み感覚に対する反応
　⑤痛み感覚から生じる情動的なものに対する反応，たとえばある種の宗教的儀式やサディズム，マゾヒズムを含む行動様式にみられるもの
　これらの要素は相互に密接な関係をもつが，痛み感覚それ自体とそれに対する，あるいはそれによる一連の反応群とは区別されなければならない。
　ビーチャー（Beecher, H. K., 1956）も同じ見解をとっている。ただし，彼の場合はもっと単純に痛みを"原感覚成分"と"反応成分"の2つに分けて考察している。痛みの原感覚成分とは，侵襲刺激によって生じた痛み感覚そのものであり，反応成分とはそれに対する反作用としての情動行動を意味している。この2つの成分を完全に分離することはほとんど不可能であろうと思われるが，分離への模索がさまざまな方法によって試みられている。
　一方，スターンバック（Sternbach, R. A., 1968）は痛みには次の3つの要素が働くと主張している。
　①起こりうる損傷を知らせる有害刺激として痛みの源泉を知らせる要素
　②外部の観察者が痛みとして認めるときの反応型
　③損傷についての主観的・個人的感情
　このようにスターンバックは，痛みを評価するにあたって，痛みをできるだけ主観的な側面から見つめようとした。

2 痛みの測定

疼痛刺激

　実験的に痛みを測定する場合，どのような病的疼痛に類似した刺激を作成し，いかにして臨床場面と同じような痛みの発生過程を考案するかが，まず問題になる。一般に使用される疼痛刺激としては次のような刺激が考えられている。

① 機械刺激——足を両側からはさんで圧力をかける方法など。これには疼痛計（algesimeter）があり，測定部位としてはアキレス腱，脛骨がよく選ばれる。深存性であるが，不快感は少ないといわれる。

② 電気刺激——いわゆる電気ショック法で150V，60Hzの刺激を用いることが多い。不快感を伴いやすいが，刺激の強弱や間隔を随時調節でき，刺激時間が短くてすむ，などの長所から心理学的測定などによく用いられる。

③ 化学刺激——ブラジキニンを用いることが多い。発痛水準を医学的に評定できるという利点もあるが，浮腫が残るなどの問題点も多く，使用には慎重を要する。

④ 輻射熱刺激——もっとも使用例が多いと思われる。ハーディのドロリメータを用いた方法はこれに該当する。

⑤ 冷水刺激——一定温度の冷水（たとえば5℃）に手を浸させる方法である。冷感と痛みの弁別が難しいことから反応のばらつきが大きいが，それだけに心理的要因の影響を受けやすいといわれている。

　以上のほかにも熱湯の中に手を入れる方法，駆血により筋肉乏血痛を起こす方法などもかつては用いられていたようであるが，最近ではほとんど用いられていない。

　いずれを用いる場合でも，刺激の強弱，呈示時間などには自ずと限界があり，上限強度，打ち切り時間（cut off time）に十分な配慮が必

要であり，そのうえで研究目的に沿った再現性が高く，刺激操作が容易であると思われる方法を選択しなければならない。

被測定反応

　以上のような刺激に対する反応を，できるだけ正確に測定しなければならないのはもちろんであるが，そうした被測定反応には大別して次のようなものが考えられる。

①言語反応——"痛い"とか，"これ以上耐えられない"という発言である。痛みに関する言語表現の分析では八木・上田（1986）のすぐれた研究がある。

②行動反応——手を引っ込めたり，身体をよじったり，顔をしかめたりといった行動にあらわれる反応である。

③生理的反応——痛み刺激に対して生じる心臓血管系反応の変化，皮膚汗腺系の変化などである。歯髄神経の電気刺激によって引き起こされる大脳皮質誘発電位を調べる方法もある。これらはいずれも電気生理学的な反応を標的にしているが，ホルモン変化のような生化学的反応をとらえようとする試みもある。尾山（1990）は，鎮痛処置によって痛みが減少した後にストレスホルモン（コルチゾール，アドレナリン，ノルアドレナリンなど）の血液濃度が痛みのあったときよりも低下することを認め，これらのホルモンの分析によって客観的に痛み評価のできる方法を模索している。

　以上の反応はそれぞれ痛さの指標として重要な意味をもっているが，単独で正確な指標たりうるとは言い難い。言語反応には，早く退院したい，あるいは逆にいつまでも入院生活を続けたいといった患者の願望がこめられていたり，測定者，治療者との人間関係によっても変化する。行動反応には，それを観察したり，測定している医師や実験者の思い込みや期待によってねじまげられることもある。生理的反応にしても一見正確であるように思えるが，どのような変化がどのような痛みと対応しているかという基準自体が明確ではない。

被測定反応の処理

どのような場面でのどのような反応を測定する場合でも，集められたデータからどこまで痛みを的確に評価するかが重要な問題となる。次にその一般的なものをあげよう。

a．ウェーバー・ヘヒナー（Weber-Fechner）の法則による測定

　　刺激強度（たとえば熱量）と痛みを感じるまでの時間の実測値を対数に変換して求める方法。測定値は各刺激ごとに集計し，最小二乗法によって直線のあてはめを行い，その傾きと接点を求める。

b．閾値，耐性測定法

　　閾値は刺激強度を上昇させていきながら，被験者が最初に痛みを感じた点であり，耐性はさらに刺激強度を上げていって，被験者がもう耐えられないとする点である。山中（1981）は輻射熱と冷水刺激において，この閾値，耐性を測定している。

c．信号検出理論による測定

　　これまで疼痛をテーマにした多くの研究は上述したような閾値や耐性をその指標にしてきた。しかし，これらの指標は被験者の痛み全体を表すには十分とはいえない。そこで登場したのが信号検出理論（Signal Detection Theory：SDT）を応用した痛みの分析法である。これは，精神物理学が伝統的に用いてきた閾値という概念を被験者の"感覚弁別力（discriminability：d′）"と"判断基準（criterion：C）"の2つの要素に分類することによって，被験者の痛み体験を測定する方法である。前者のd′は"痛み体験"の比較的純粋な生理的指標といえるし，後者のCは痛みの"動機づけ・感情的次元"と"中枢制御過程"に基づく，ある刺激を"痛い"と決定する最終的な判断基準であるといえる。

3　痛いか痛くないか

痛みはあくまで個人の体験であり，視覚や聴覚のような判別性感覚

として他者と共有できるものではない。したがって，痛いか痛くないかは，あくまで患者の主観的訴えにたよらざるをえない。

「痛さ」を量的に表現する方法（言語）として，激痛，中程度の痛み，軽い痛みなどが，古くから用いられてきた。最近では，痛みを点数で表す方法としてビジュアル・ペイン・スコア（Visual Pain Score：VPS）が，よく用いられるようになっている。

図7−4にあるように，耐えられないほどの強い痛みを10点にし，まったく痛くないを0点に，現在の痛みは何点であるかをスケールの上で答えてもらい，たとえば5点とか6点とかというように，痛みを表現する方法である。整数の点数ではなく，たとえば10cmの直線を用意し，その両端をそれぞれ痛みがまったくない（ゼロ）と，耐えられないほど痛い（10）に設定して，今の痛みが線分のどの位置にあたるかを示させる方法もある。このような方法をビジュアル・アナログ・スケール（Visual Analogue Scale：VAS）と呼ぶ。VPSやVASは実施がきわめて容易であり，簡単な割には比較的正確に痛みの程度を知ることができることから，最近使用頻度が高くなっている。

また，これらのほかにマックギル大学が開発した痛みに関する質問

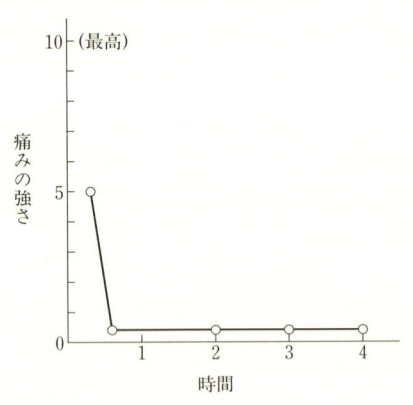

図7−4　ビジュアル・ペイン・スコア
（尾山，1990）

紙もよく用いられている。これは痛みを表現している言葉を分類し，点数をつけ，痛みの評価指数（Pain Rating Index：PRI）と，現在の痛みの強さ（Present Pain Intensity：PPI）として，表す方法である。

痛みには知覚の側面と情動の側面の2つがある。皮膚疾患や外傷のように組織に基づく痛みであれば，外から見ただけである程度その原因について推測することができる。しかし，すべての痛みが侵襲刺激によって生じているわけではなく，神経伝達の関与しない痛みも存在する。そこに，心理テストや面接によるアセスメントの有用性がある。時には，性格テストが意味をもつこともある。

ペインクリニックの現場では，診察は患者がドアを開けた瞬間から始まるといわれている。椅子にかけるまでの表情や歩行状態を観察すれば，痛みの程度，痛みの発生部位をある程度知ることができるかもしれない。診察を受けるには不自然なほど，きれいに着飾った人が苦痛に顔を歪めていたら，その痛みの訴えは，ある程度差し引かなければならないかもしれない（若杉，1994）。

文 献

アントノフスキー A. 山崎喜比古・吉井清子（監訳） 2001 健康の謎を解く 有信堂高文社
　(Antonovsky, A. 1987 *Unraveling the mystery of health*：*How people manage stress and stay*. Well Jossey-Bass Publishers.)
Beecher, H. K. 1956 Relationship of significance of wound to the pain experienced. *Journal of the American Medical Association*, **161**, 1609.
Dollard, J., Doob, L., Miller, N., Mower, O., & Sears, R. 1939 *Frustration and aggression*. New Haven：Yale University Press.
Eysenck, H. J., & Eysenck, S. B. G. 1975 *Eysenck personality questionnaire*. London：University of London Press.
Eysenck, H. J., & Eysenck, S. B. G. 1991 *Eysenck personality scales* (*EPS Adult*). Levenoaks, Kent, Hodder and Stoughton.
Eysenck, H.J., & Eysenck, S. B. G. 1993 *Eysenck personality questionnaire-*

revised (*EPQ-R*). SanDiego, CA : Educational and Industrial Testing Servise.
Hardy, J. P., Wolff, H.G., & Goodell, H. 1952 *Pain sensations and reactions*. New York : Hanfner Publishing.
久田 満・丹羽郁夫 1970 大学生の生活ストレッサー測定に関する研究——大学生用生活体験尺度の作成—— 慶應義塾大学社会学研究科紀要, **27**, 45-55.
Holmes, T. H., & Rahe, R. H. 1967 The social readjustment rating scale. *Journal of Psychosomatic Research*, **11**, 231-238.
法務省矯正局 1997 SSTの指導手引
北村俊則 1995 疫学調査における心理社会的ストレス研究 ストレス科学, **10**(1), 67-69.
久保真人・田尾雅夫 1992 バーンアウトの測定 心理学評論, **35**, 361-376.
久保真人・田尾雅夫 1994 看護婦におけるバーンアウト——ストレスとバーンアウトとの関係 実験社会心理学研究, **34**, 33-43.
黒田浩司・宮田 徹・土屋満明・山本和郎 1988 ストレスと対処行動に関する研究 慶應義塾大学社会学研究科紀要, **28**, 73-80.
Lazarus, R. S., & Cohen, J. B. 1977 Environmental Stress. In I. Altman & J. E. Wohlwill (Eds.), *Human behavior and environment*. Vol.2. New York : Plenum.
Lazarus, R. S., & Folkman, S. 1984 *Stress, appraisal, and coping*. New York : Springer. P.19.
Maslach, C. 1976 Burnout. *Human Behavior*, **5**, 16-22.
Maslach, C., & Jackson, S. E. 1981 The measurement of experienced burnout. *Journal of Occupational Behaviour*, **2**, 99-113.
Maslach, C., & Jackson, S. E. 1986 *The maslach burnout inventory* : Manual 2nd ed. Palo Alto, CA : Consulting Psychology Press.
増田真也 1997 日本語版 Maslach Burnout Inventory の妥当性の検討 健康心理学研究, **10**, 44-53.
森 弘 1972 P-Fスタディ——矯正のためのテストと統計—— 矯正管区文化会 Pp.259-279.
宗像恒次・稲岡文昭 1988 わが国の燃えつき現象全国調査の概要 土居健郎(監修) 燃えつき症候群 金剛出版 Pp.32-55.
夏目 誠・村田 弘・藤井久和 1988 勤労者におけるストレス評価法 産業医学, **30**, 267-279.
夏目 誠・藤井久和 1992 メンタルヘルスの現状とあり方 心身医学, **32**(4),

286-290.

夏目　誠・村田　弘　1993　ライフイベント法とストレス度測定　公衆衛生研究，**42**(3)，402-412.

大野太郎・石丸素史　1999　非行少年についての健康心理学的考察Ⅲ——気分の変化について——　犯罪心理学研究，**37**(特別号)，112-113.

大野太郎　2000　非行少年についての健康心理学的考察Ⅳ——少年鑑別所入所後の不安変化——　犯罪心理学研究，**38**，20-21.

尾山　力　1990　痛みとの戦い——現代医学の到達点——　岩波書店

Pines, A., Aronson, E., & Kafry, D.　1981　*Burnout：From tedium to personal growth.*　New York：Free Press.

Rahe, R.H., Meyer, M., Smith, M., Kjaer, G., & Holmes, T. H.　1964　Social stress and illness onset. *Journal of Psychosomatic Research*, **8**, 35.

Rahe, R. H.　1990　Psychosocial stressors and adjustment disorder. *Journal of Clinical Psychiatry*, **51**, 13-19.

労働省平成8年度「作業関連疾患の予防に関する研究」研究班　1997　労働の場におけるストレスおよびその健康影響に関する研究報告書

重久　剛　1995　健康心理学　伊藤隆二・松本恒之（編）　現代心理学25章　八千代出版　第12章

重久　剛　1998　人間の心理・行動様式——人間関係と教育と健康——　八千代出版

Shigehisa, T.　1995　Personality and cancer：A cross-cultural perspective. *Anuals of Cancer Research and Therapy*, **4**, 5-19.

Shigehisa, T., & Oda, M.　1993　Premorbid personality, anger and behavioral health：The multifactorial approach to health and disease. *Japanese Health Psychology*, **2**, 43-53.

Spielberger, C. D.　1998　*State-trait anger expression inventory：STAXI professional manual (reseach edition).*　Odessa, Frorida：Psychological Assessment Resources.

Spielberger, C. D., & Sydeman, S. J.　1994　State-trait anxiety inventory and state-trait anger expression Inventory. In M. E. Maruish (Ed.), *The use of psychological tests for treatment planning and outcome assessment.* Chapter 13. Hillsdale, NJ：Laurence Earlboum.

Sternbach, R. A.　1968　*Pain：A psychopsysiological analysis.* New York：Academic Press.

田尾雅夫・久保真人　1996　バーンアウトの理論と実際——心理学的アプローチ——

誠信書房
田崎美弥子・中根允文　1997　WHO/QOL-26手引　金子書房
Thurlow, H. J.　1971　Illness in relation to life situation and sick-role tendancy. *Journal of Psychosomatic Research*, **15**, 73-88.
東京大学医学部心療内科（編）　東大式エゴグラム第2版　金子書房
植村勝彦　1985　ストレッサーの社会心理学的測定　石原邦雄・山本和郎・坂本　弘（編）　生活ストレスとは何か　垣内出版
上野徳美・古城和敬・山本義史・林　智一　1999　ナースをサポートする――ケアのための心理学――　北大路書房
上野徳美・山本義史　1996　看護者のバーンアウトを予防するソーシャル・サポートの効果　健康心理学研究, **9**, 9-20.
上野徳美・山本義史・林　智一・田中宏二　1996　看護者のストレスとコーピングに関する研究(7)――パーソナリティ特性とバーンアウトとの関係を中心として――　日本健康心理学会第9回大会発表論文集, 140-141.
若杉文吉　1994　ペインクリニック診断・治療ガイド――痛みからの解放とその応用――　日本医事新報社
八木孝彦・上田雅夫　1986　疼痛感覚表現用語の分析（その5）　白梅学園短大紀要, **22**, 111.
矢冨直美　1991　ストレスの仕組みと積極的対応　佐藤昭夫・朝長正徳（編）　藤田企画出版　P.49.
八尋華那雄・井上眞人・野沢由美佳　1993　ホームズらの社会的再適応評価尺度の日本人における検討　健康心理学研究, **6**(1), 18-32.
山本義史・上野徳美・林　智一・田中宏二　1996　看護者のストレスとコーピングに関する研究(6)――ストレスとヒューマン・エラーとの関係――　日本健康心理学会第9回大会発表論文集, 138-139.
山中祥男　1981　痛みの測定と心理療法　文部省科学研究費研究成果報告書
吉田　悟　1991　外部統制感, 自己決定感, ストレッサーと心理的健康との関係性　応用心理学研究, **16**, 11-18.
Zimmerman, M., Pfohl, B., & Stangl, D.　1986　Life events assessment of depressed patients：A comparison of self-report and interview formats. *Journal of Human Stress*, **1**, 13-19.

《topics》
❖ **看護の視点で病気をみつめる**

　人間は，個としての生命体を，バランスのとれた状態に保ちながら，生命を維持し続ける身体的・心理的・社会的存在といえます。近代看護の創始者であるフローレンス・ナイチンゲールは，病気について，その人の以前からの生活過程を通して，その時々の結果としてあらわれる現象であると語っています。このような病気のとらえ方からもわかるように，看護学では，健康心理学と同様に，あるいはそれ以上に，人間を全人的かつ包括的に理解するとともに，クライエントの健康回復に向けての援助的な介入を積極的に実践する必要性があります。

　看護の視点から，人が病むということを眺めたとき，その健康支援のポイントを以下に列挙します。

1. どのような病気も，生命体の生活の在り方，すなわち，その生活の反映として発現します。そこで，たとえば，クライエントの生活環境や場の乱れ，またその質の変化に注目します。
2. 病気のときには，生命体はいつでも全身の細胞を関与させて，バランスを回復させようとしています。そこで，たとえば，クライエントには，健康な細胞の再生に寄与するような栄養素を積極的に取り込む指導を行います。
3. 回復過程としての病気という考え方に基づけば，症状は健康回復にとってポジティブな意味があります。そこで，たとえば，風邪をひいたときの発熱は体内に入ったウィルスを駆逐するための抗体産生を高める現象であること，毒性の強い物を食べたときの下痢や嘔吐は身体内部における自然治癒力の現れであることなどをクライエントに説明します。
4. 免疫や代償機能は精神神経内分泌学的システムと相互作用しあっています。そこで，たとえば，クライエントには，身体内部で起こっている治癒過程の具体的なようすをイメージできるように訓練したり，免疫力が高まるような精神状態（明るく，積極的で，感謝するなど）を維持することで，治癒過程を促進させます。

　看護者はクライエントの回復過程を促進させるために，その時の個人の生命力の具体的な姿をとらえ，生命力が今どちらに向かって，どのように変化していこうとしているのかを見極め，クライエントが有している力を効果的に発揮できる生活を促します。すなわち，いつもその人の生命力全体の動きや状況を読み取ることを心掛けるとともに，特定の組織や臓器を酷使しない

ような生活を再構築できるように支援します。　　　　　　（津田茂子）
［文　献］
金井一薫　1995　ナイチンゲール看護論入門　現代社

第8章
「生活態度・習慣」のアセスメントの種類と活用

1 「ライフスタイル」のアセスメント

1 ライフスタイルとは何か

　健康心理学の領域においては，ライフスタイルの問題は大きな関心事の1つである。このライフスタイルに関するこれまでの研究は，大きく3つのタイプに分けることができる。第1は，経済学を基盤としたタイプの研究であり，ライフスタイルの概念を生活設計のあり方ととらえ，生活時間や空間利用の方略，生活資財の配分や保有の方略などを問題としている。第2は，医学を基盤としたタイプの研究であり，ライフスタイルの概念を生活習慣や習慣的行動のあり方ととらえ，睡眠時間，食習慣，嗜好品，運動習慣などを問題としている。第3は，心理学を基盤としたタイプの研究であり，ライフスタイルの概念を生活の目標や人生の目標ととらえ，人生や生き方に対する価値観や態度

などを問題としている。

健康心理学と関連が深いのは，上記の第2（医学的），第3（心理学的）のタイプの研究である。なかでも，とくにライフスタイルを生活習慣としてとらえた研究においては，それぞれの目的に応じた特化した質問票（睡眠習慣，食習慣，運動習慣など）が作成されているが，健康状態と関連のある生活習慣を網羅した代表的な質問票は，ブレスロー生活習慣調査票である。一方，ライフスタイルを価値観としてとらえた研究においては，生活態度を重視した生き方尺度，防衛機制を重視したライフスタイル・インデックス(Life Style Index)などがある。

ブレスロー生活習慣調査票

ベロックとブレスロー（Belloc, N. B. & Breslow, J., 1972）は，日常の生活習慣と健康に関する先駆的な研究を行い，7つの健康習慣が健康状態との有意な関連性をもつことを明らかにした。すなわち，健康状態を保つためには，①喫煙をしないこと，②過度の飲酒をしないこと，③激しい身体活動（運動）を規則的にすること，④標準体重を保つこと（肥満ではないこと），⑤適正な睡眠（7～8時間）をとること，⑥朝食を毎日摂ること，⑦間食を摂らないこと，が必要であることが指摘された。

これらの健康習慣を順守している人は，60歳時においても平均以上の健康状態を保つことができるが，2個以下該当の場合には30歳を超えると健康状態は平均以下になることが示されている。そして，これらの7つの生活習慣に回答者の性や年齢を加味し，各項目に影響力の大きさの重みづけをして，9年後の死亡確率を算出することが可能である。実施方法は，全7項目について2～3件法で回答を求める形式である。適用範囲は，大学生から一般成人にまで広く用いることができる。本質問票は，さまざまな健康関連の指標と併用されることが多く，生活習慣改善の具体的な示唆を得る際に有用である。

生き方尺度

　生き方尺度（板津，1992）は，人の生き方や他者との関わり合いの中で生きていく人間の主体的，創造的な生活態度を測定する尺度であり，個人の自己や社会に対する価値観の測度であるといえる。本尺度は，人の生き方の好悪や賛否を問うだけではなく，生き方を力動的な過程であるととらえ，具体的な行為をとらえようとする点に大きな特徴がある。

　尺度は5つの下位尺度から構成され，それぞれ"能動的実践的態度""自己の創造・開発""自他共存""こだわりのなさ・執着心のなさ""他者尊重"と命名されている。実施方法は，全28項目について5件法（全くあてはまらない～いつもあてはまる）で回答を求める形式である。適用範囲は，高校生から一般成人にまで広く用いることができる。生き方尺度は，生き方そのものをありのままに具体的にとらえようとしていることから，対象とする人のライフスタイルを広くとらえようとする際に尺度を活用することが期待されている。

ライフスタイル・インデックス（Life Style Index）

　Life Style Index（鈴木ら，1997）は，日常場面における恐れや脅威，あるいは意識されない脅威事象などへの防衛機制を測定する尺度であり，日常の出来事に対する対処様式の測度でもある。原尺度は，プルチックら（Plutchik, R. et al., 1989）によって開発され，鈴木ら（1997）によって日本語短縮版尺度が作成されている。

　本尺度は5つの下位尺度から構成され，それぞれ"道徳心による制御""敵意感情による制御""優越感による制御""理性による制御""対人距離による制御"と命名されている。実施方法は，全25項目について4件法（全くあてはまらない～よくあてはまる）で回答を求める形式である。適用範囲は，大学生から一般成人にまで広く用いることができる。また，Life Style Index は，不安や自尊感情の低下，ストレス症状，統合失調症の発症などとの有意な関連性があることが指摘さ

れており，これらの症状の予測要因として尺度を活用することが期待されている。

2　「食行動」のアセスメント

1　食行動にまつわる健康問題の現状

　平成12年度の国民栄養調査によれば，体格指数（Body Mass Index：BMI）が25以上であることを基準とした肥満者の割合は，30～60歳の男性では約3割である。そして，どの年代でも10年前，20年前と比較して，肥満者の割合は増加している。女性では，60歳台では肥満者の割合が約3割となっているが，60歳未満の各年齢層では，肥満者の割合は，10年前や20年前よりも減少している。
　一方，BMIが18.5を基準とする痩せの者の割合は，男性ではどの年齢層でも減少しているが，女性では，20～30歳台で10年前，20年前に比較して著しく増加し，20歳台では約25％，30歳台でも20％に近づいている。つまり，肥満がますます問題となっていると同時に，とくに，女性では，痩せも大きな社会的問題となってきているのである（厚生労働省『平成12年度国民栄養調査の概要』による）。
　これらの体型の問題は，心身の健康上の問題につながるものであり，このような現状は，食習慣ないし食行動に対して健康心理学的介入が必要であることを強く示唆している。そして，食習慣や食行動の科学的なアセスメントは，どのような介入が必要であるかを正確に把握し，実施した介入の効果を査定するためには必須の要件であるといえる。しかしながら，食行動の領域においても，他の領域と同様に，新しい介入法の開発や理論の展開といった派手な研究に比べると，アセスメ

ント法の研究は軽視されがちである。

2 食行動関連のアセスメントのハンドブック

アリソン（Allison, D. B., 1995）の編集による，600頁を超える『食行動のアセスメント法に関するハンドブック(Handbook of assessment methods for eating behaviors and weight-related problems)』は，軽視されがちなアセスメント法という研究において画期的な書物であるということができる。その序論に書かれているように，食行動の研究にあたってアセスメント法を選択しようとするときの編者自身の欲求不満がこの本を作らせたということであるが，その内容として食行動および摂食障害に関連するほとんどすべての領域を網羅している。残念ながら，わが国にはこのようなものはないので，ここでは主にこの本に準拠して食行動のアセスメント法について考えていく。

アリソンの編集によるハンドブックは15章から構成されている。すなわち，①食行動の問題をもつ人たちの性格ないし精神病理，②生活の質（QOL），主観的幸福感，人生満足感，③肥満者への態度と信念，④ボディイメージ，⑤摂食抑制，⑥身体活動と運動，⑦食物摂取，⑧特別な食行動と食スタイル，⑨むちゃ喰いと排出，⑩摂食障害の感情と行動，⑪体重コントロールの準備性，⑫小児および特定集団での食行動問題，⑬診療場面での食行動問題をもつ患者の心理的問題，⑭体構成（body composition），⑮総論，である。

これらは，大きく4つのカテゴリーに分類することができると考えられる。すなわち，a．食行動に問題をもつ集団へのアセスメント法，b．外見への態度やイメージのアセスメント法，c．食行動そのもののアセスメント法，d．食行動の問題の介入に関連するアセスメント法，である。以下，この4カテゴリーについて説明する。

3 食行動に関連する要因のアセスメント法

　食に問題をもつ人たちの現状の把握し，他の集団との比較を行うアセスメント法としては，全般的な心身のアセスメントと，摂食量や体構成，運動量のアセスメントがあげられる。

　アリソンのハンドブックの①で取り上げられているのは，MMPI, SCL-90（Symptom CheckList-90），ロールシャッハ・テストなどの多面的な心身状態のアセスメント法であり，これらは，食に問題をもつ人たちのアセスメント法としても用いることができると考えられる。②では，食に関連して人生満足感やQOLなどの全般的な側面と，自己，仕事，学校，家族，結婚，性，余暇という領域の満足に関する尺度が取り上げられ，肥満および摂食障害の人たちの知見が紹介されている。

　⑦では，この問題の客観的把握において，もっとも重要な指標の1つである摂食量のアセスメント法が取り上げられているが，その測定は実際には困難なことも多い。それは，肥満や摂食障害の人たちの摂食量について，他人が測定してもよいという本人の承認を得ることが困難だからである。しかし，それに代わるべき自己申告による測定にも問題があることが指摘されている。⑭では，肥満や痩せの身体的な側面である体構成や体型のアセスメント法について網羅的に紹介されている。

　⑥は，摂食障害の研究ではそれほど取り上げられることの少ない身体活動と運動に関するものであるが，これには，質問紙法だけではなく，直接的な観察や活動記録器などのさまざまなアセスメント法がある。

　これらのアセスメント法は，食行動の問題に伴って，摂食量のようにその直接的な結果であったり，その関連要因であったり，影響を受ける現象のアセスメントであると考えられる。摂食量のように難しい部分もあるものの，基本的には，一般の人に対して用いることができ

るアセスメント法を，食行動の問題のある人に適用して，その特徴を発見し介入法を考えるために用いられるものである。

4 外見への態度やイメージのアセスメント法

食行動の変化は，肥満というように体型の変化に大きくあらわれる。そこで，社会が肥満に対して，どのような態度をもっているのか，また，自分自身が自分の肥満ないし痩せ体型に対して，どのようなイメージをもっているのかについてアセスメントすることが必要である。

③では，肥満者と肥満への態度や信念を取り扱う尺度が取り上げられている。肥満者は偏見の対象となることが多いと考えられるので，社会的にも重要なアセスメントであるといえる。また，別の側面としては，その偏見が，痩せを志向する摂食障害を増加させる土壌となっている可能性が指摘される。一方，④では，自分のボディイメージの自己評価によるアセスメント法について検討し，自分の身体が好きあるいは嫌いという感情的要因と，自分の身体状況をどの程度正確にとらえているかという知覚的要因の2つの要因を区別することの必要性が強調されている。

5 食行動そのもののアセスメント法

食行動そのもののアセスメントは，この問題の中心的課題であり，また，どのような問題であるのかによって，特別のアセスメント法も必要になる。したがって，食行動そのもののアセスメント法を大きく区分するとすれば，一般の人たちにも適用することが可能なアセスメント法と，特定の食行動の問題に焦点をあてたアセスメント法に分けることができる。

一般の人にも適用可能な食行動についての，どちらかといえば記述的なアセスメント法として，⑧では，食行動のマイクロ分析，食日記

法，状況と自己効力感に関連する質問紙法など，さまざまな食行動と食スタイルのアセスメント法が論じられる。また，⑤では，摂食障害と肥満に関連して，先進諸国の社会における大きな問題として指摘され，もっともよく検討されているアセスメントである摂食抑制(dietary restraint) について紹介している。DEBQ (Dutch Eating Behavior Questionnaire)などで測定される慢性的に食べることを抑制するという摂食抑制傾向は，現在，特に女性において大きな問題となっている摂食障害において重要な役割の1つを占めていることは確かである。

一方，特殊な食行動症状のアセスメントとしては，⑨では，むちゃ喰い (binge eating) と嘔吐や下剤による排出についてのアセスメント法を取り扱っている。むちゃ喰いは，DSM-IVでむちゃ喰い障害(Binge Eating Disorder：BED) という疾病カテゴリーが提案されたように，注目されている食行動問題である。また，⑩では，もっとも精力的に研究されてきたEDI (Eating Disorder Inventory) やEAT (Eating Attitudes Test) などの摂食障害の思考，感情，行動についてのアセスメントである。

摂食障害のアセスメント法について残された問題としては，まず，摂食障害に対する治療効果を査定するアセスメント法の確立があげられる。そして，神経性無食欲症 (anorexia nervosa)，神経性大食症 (bulimia nervosa)，および，むちゃ喰い障害というDSM-IVの摂食障害，および，第4の摂食障害としての夜間摂食症 (night eating syndrome)について詳細なアセスメント法が開発されていく必要があると考えられる。

6　食行動の問題の介入に関連するアセスメント法

最後のカテゴリーは，介入や応用にあたっての諸問題である。最近，食行動だけでなく，介入にあたっての準備性の問題が注目を集めているが，⑪では，介入にあたっての動機づけの準備性に関するアセスメ

ント法を取り扱っている。これは、行動変容のステージ理論と呼ばれるものの食行動への応用である。

食行動のアセスメント法の開発は、ともすれば女子大学生を対象として行われる傾向にあるが、⑫では、小児や高齢者などのさまざまな集団に、これらが適用できるのかという問題を取り扱っている。また、⑬は、一般開業医を念頭において書かれたもので、食の問題をもつ患者の感情的な問題について検討している。

7 食行動アセスメントの課題

アリソンのハンドブックの最終章では、アセスメントにどの尺度を用いるかを選択する前に決定しておくべきこととして、どのような概念が重要なのかを考えるべきであると指摘している。最後に、われわれの経験に基づいて、この点について考えたい。

最近では、食行動の問題に対する介入にあたっても、認知的要因の重要性が認識されるようになってきている。これを受けて、島井らは、ハンドブックに紹介されている過食状況効力感尺度(Situational Appetite Measure：SAM)の日本語版を作成した。また、摂食抑制に対する介入を考慮して、摂食抑制に導かれる状況における自己効力感に関する項目を収集し、抑制状況効力感尺度を独自に作成した。これは、最終的には1因子となり、この得点はSAMの合計得点や下位得点と正の相関を示した(島井ら、2000)。そして、これらの尺度は、準備性を考慮した食行動の変容段階に応じて変化することが示され、これは、変化段階に応じて、自己効力感を高める指導が必要であることを示唆するものであると考えられた(赤松・島井、2001)。

アリソンのハンドブックをみれば、わが国においては、食行動についての信頼性と妥当性のあるアセスメント法がまだまだ不足しており、ここで紹介されているような、さまざまな側面における標準化されたアセスメント法が必要である。その場合、どのような食行動の問題に

対して，どのように介入を行うか，という視点を踏まえてなされる必要があることに十分に留意するべきであることを最後に指摘しておきたい。

3 「リスク行動」のアセスメント

1　リスク行動とは何か

　リスク行動（risk behavior or health risk behavior）とは，現在および将来の傷病や死亡の直接的・間接的な原因となる行動全般をさす。具体的には，交通事故につながる無謀な行動，暴力，喫煙・飲酒・薬物乱用，性感染症や望まない妊娠につながる危険な性行動，自殺を含む自傷行為など従来は問題行動としてとらえられていた行動に加え，生活習慣病につながる不適切な食行動と身体運動も含まれる（渡邉ら，2001）。

　青少年期のリスク行動が特に問題とされ，数多くの研究が行われている。その理由として，青少年期の主要な死亡原因が，上記のリスク行動そのものか，あるいはリスク行動に関係するためである。またリスク行動の特徴として，個々のリスク行動は互いに関連をもち，あるリスク行動は別のリスク行動を誘発させ，健康を阻害する可能性もさらに高くなることが指摘できる（渡邉，2000）。たとえば飲酒は危険な性行動や無謀な自動車運転などと結びつきやすい。

　ところで，リスク行動と類似した概念にリスクテイキング行動(risk-taking behavior)がある。両者は同義で用いられることもあるが，リスク行動は日常の食生活や運動習慣などを含む広義の概念であるため，リスクテイキング行動はリスク行動に包含されると考えられる。

2 リスク行動のアセスメント

　青少年のリスク行動調査は数多く行われているが，アメリカの疾病管理センター（Centers for Disease Control：CDC）が，1990年より全米規模で実施している「Youth Risk Behavior Survey（YRBS）」が代表的なものといえる。YRBSは1991年からは隔年で実施されており，質問項目は毎回若干の変更があるものの，基本的には青少年（9年生から12年生まで）のリスク行動の経年的な変化を把握することが可能である（CDC, 2000）。なお2001年に使用された質問項目は，表8－1に示すように12の領域から計80項目で構成されている（CDC, 2001）。
　YRBSでは無記名による自記式質問紙法が用いられ，質問の形式はリスク行動によって異なるが，主に「過去30日」または「過去12か月」における頻度，あるいは「これまでの経験の有無」で質問を行っている。それぞれ2～8個の選択肢から回答する形式となっている。

3 リスク行動の関連要因についてのアセスメント

　YRBSではリスク行動の関連要因については調査を行っていないが，他の研究では関連要因も同時に質問している調査が多い。代表的な大規模調査として，1994～1995年にアメリカで行われた「The National Longitudinal Study on Adolescents Health」があるが，7年生～12年生を対象としたこの調査では，リスク行動に加えて個人的要因，家庭環境，学校環境が取り上げられている（Resnick et al., 1997）。
　またSearch Institute（アメリカミネソタ州）では全米の6年生から12年生までの少年少女計約10万人を対象に，リスク行動とその関連要因とされるAssets（長所あるいは利点という意味）を調査し，40のAssetsがリスク行動に関係していることを明らかにした（Scales, 1999）。具体的なAssetsは表8－2に示すが，外的なAssetsとは子どもたちを

表8−1　CDCによる2001年YRBS質問項目

1　安全に関する質問（5項目）
　・バイクおよび自転車乗車時のヘルメット着用
　・自動車乗車時におけるシートベルトの着用
　・飲酒運転の経験（自分および他者の運転）
2　暴力に関する質問（10項目）
　・武器携帯（拳銃，ナイフなど）の経験
　・けんかや暴力の経験
3　自殺に関する質問（5項目）
　・自殺を意識した経験
　・自殺未遂の経験
4　タバコに関する質問（12項目）
　・紙巻きタバコの使用
　・無煙タバコ（嚙みタバコ，嗅ぎタバコ）の使用
5　アルコールに関する質問（5項目）
　・アルコールの使用
6　マリファナに関する質問（4項目）
　・マリファナの使用
7　他の薬物に関する質問（9項目）
　・コカインの使用
　・有機溶剤の使用
　・ヘロインの使用
　・覚せい剤（メタンフェタミン）の使用
　・ステロイド剤の使用
　・その他の薬物乱用
8　性行動に関する質問（8項目）
　・性交の経験，性交相手の数
　・性交時の薬物，アルコールの使用
　・コンドーム使用や他の避妊法の有無
　・妊娠の経験（あるいは相手を妊娠させた経験）
9　体重に関する質問（7項目）
　・現在の体重の自己評価
　・減量などの経験
　・減量や体重維持のためのダイエット，運動，薬物使用の経験
10　食生活に関する質問（7項目）
　・果物，野菜，ミルクなどの摂取状況
11　身体運動に関する質問（7項目）
　・有酸素運動，ストレッチの実践
　・スポーツ活動の実態
12　エイズ教育に関する質問（1項目）
　・エイズの学習経験

表 8-2　青少年のリスク行動を左右する Assets（Search Institute による調査）

外的な Assets			内的な Assets		
	●	支援		●	学習への関わり方
	1	家族による支援		21	学業における達成動機
	2	家族との積極的なコミュニケーション		22	学習への積極的関わり
	3	家族以外の大人からの支援		23	毎日宿題をこなすこと
	4	近所の人との良好な関係		24	学校との結びつきの強さ
	5	より良い学校環境		25	楽しみとしての読書
	6	学校活動への親の関与		●	肯定的な価値観
	●	エンパワーメント		26	他者への援助
	7	青少年を尊重する地域社会		27	平等と正義
	8	地域で青少年が果たす役割の存在		28	誠実さ
	9	他者への奉仕		29	正直さ
	10	家庭，学校，地域の安全		30	責任の受容
	●	制限と期待		31	性行動や薬物乱用の抑制
	11	家族におけるルール		●	社会的な能力
	12	学校におけるルール		32	立案と意思決定
	13	地域の責任		33	対人能力
	14	モデルとしての大人		34	文化的な能力
	15	友人からの好ましい影響		35	抵抗スキル
	16	親や教師からの期待		36	平和的な紛争解決
	●	有効な時間利用		●	前向きなアイデンティティ
	17	創造的な活動への参加		37	物事の統制能力
	18	青少年プログラムへの参加		38	高いセルフエスティーム
	19	宗教的な活動への参加		39	人生の目標をもつこと
	20	家で過ごす時間		40	将来への明るい見通し

取り巻く社会環境であり，内的な Assets は青少年自身の要因である。それぞれの Assets は，1〜3 程度の質問項目で構成されている。

　リスク行動に関係する性格特性など心理的要因に焦点をあてると，自己中心性（egocentrism），抑うつ傾向，ローカス・オブ・コントロール（Locus of Control：LOC），セルフエスティーム（self-esteem）などがリスク行動との関連で論じられることが多いが，とくに刺激希求性（sensation seeking）が重要とされている（Igra & Irwin, 1996）。刺激希求性とは刺激への欲求と危険をもいとわない特性であり（Zuckerman, 1964），刺激希求性傾向を測定する尺度も開発されている。日本語の尺度としては，寺崎ら（1987）や古澤（1989）による尺度があるが，大学生を対象とした調査で，古澤の尺度とリスク行動との関連が確かめられている（渡邉，1998）。

文 献

赤松理恵・島井哲志 2001 青年期女性のダイエット行動における変容段階と心理的要因の関係 日本公衆衛生学会誌, **48**, 395-401.

Allison, D. B. (Ed.) 1995 *Handbook of assessment methods for eating behaviors and weight-related problems.* Thousand Oaks, CA : Sage Publications.

Belloc, N. B., & Breslow, J. 1972 Relationship of physical health status and health practice. *Preventive Medicine*, **1**, 409-421.

CDC 2000 Youth risk behavior surveillance : United States, 1999. *MMWR*, **49**, 1-96.

CDC 2001 High school YRBSS questionnaire. http://www.cdc.gov/nccdphp/dash/yrbs/2001survey.htm

古澤照幸 1989 刺激欲求尺度・抽象表現項目版 (Sensation Seeking Scale-Abstract Expression) 作成の試み 心理学研究, **60**, 180-184.

Igra, V., & Irwin, C. E. 1996 Theories of adolescent risk-taking behavior. In R. J. DiClemente, W. B. Hansen, & L. E. Ponton (Eds.), *Handbook of adolescent health risk behavior.* New York : Plenum Press. Pp. 35-51.

板津裕己 1992 生き方の研究――尺度構成と自己態度との関わりについて―― カウンセリング研究, **25**, 85-93.

Plutchik, R., Kellerman, H., & Conte, H. R. 1989 A structural model of ego defenses and emotion. In C. E. Izard (Ed.), *Emotion in personality and psychopathology.* New York : Plenum Press.

Resnick, M. D. et al. 1997 Protecting adolescents from harm : Findings from the national longitudinal study on adolescent health. *JAMA*, **278**, 823-832.

Scales, P. C. 1999 Reducing risks and building developmental assets : Essential actions for promoting adolescent health. *Journal of School Health*, **69**, 113-119.

島井哲志・赤松理恵・大竹恵子・乃一雅美 2000 食行動の自己効力感尺度の作成 神戸女学院大学論集, **47**, 131-139.

鈴木 平・依田麻子・越川房子・杉若弘子・嶋田洋徳・瀬戸正弘・上里一郎 1997 Life Style Index の日本語短縮版の作成および標準化の試み 健康心理学研究, **10**(2), 31-43.

寺崎正治・塩見邦雄・岸本陽一・平岡清志 1987 日本語版 Sensation Seeking Scaleの作成 心理学研究, **58**, 42-48.

渡邉正樹 1998 Sensation Seeking とヘルスリスク行動との関連――大学生にお

ける交通リスク行動, 喫煙行動, 飲酒行動の調査より——　健康心理学研究, **11**, 28-38.
渡邉正樹　2000　青少年の危険行動をとらえる視点　初等教育資料, **728**, 72-75.
渡邉正樹・野津有司・荒川長巳・渡部　基・市村國夫・下村義夫　2001　青少年の危険行動とその関連要因に関する基礎的研究——国内外の研究動向と今後の研究課題——　学校保健研究, **43**, 310-322.
Zuckerman, M.　1964　Development of a sensation seeking scale. *Journal of Consulting Psychology*, **28**, 477-482.

《topics》
❖ **エルスバーグの壺——ひとの確率判断**

　朝でかけるときに傘をもっていくかどうかを決めるとき，新聞の天気予報で降水確率をみて判断したりします。私たちは毎日意外と多くの確率判断を行っているのです。しかし，同時に私たちの確率に対する判断は非常に主観的であいまいであることがさまざまな研究で明らかになっています。確率評価のパラドックスとして有名な問題がエルスバーグの壺(Ellsberg, 1961)です。それでは，次のような問題を考えてみてください。

　いまここに2つの壺があります。1つの壺には50個の赤玉と50個の黒玉が入っています。この壺をAの壺とします。もう1つの壺には赤玉と黒玉が合計100個入っていますが，その割合はわかりません。この壺をBの壺とします。このとき，次の賭けa，bのどちらかに参加しなければならないとしたら，あなたはどちらの賭けに参加しますか？

［問題1］
　a．Aの壺から赤玉がでれば1000円もらえるが，黒玉がでれば1000円払わなければならない。
　b．Bの壺から赤玉がでれば1000円もらえるが，黒玉がでれば1000円払わなければならない。

［問題2］
　a．Aの壺から赤玉がでれば1000円もらえるが，黒玉がでれば1000円払わなければならない。
　b．Bの壺から赤玉がでれば1010(1000＋10)円もらえるが，黒玉がでれば1000円払わなければならない。

　繁桝(1988)のデータでは，問題1，2ともに多くの人は［賭けa］を選択する傾向がみられています。合理的に判断するのであれば，問題1では，［賭けa］と［賭けb］の期待金額は同値になり，選択できないはずです。また，問題2では，［賭けa］より［賭けb］の方が期待金額が高くなるため，［賭けb］を選択すべきですが，実際は［賭けa］の方が好まれています。つまり，このデータから，人間は合理的には判断しないということがわかります。つまり，被験者は問題1，2の両場面においても，勝敗の確率が明確にわかっている［賭けa］を選択しました。

　このような選択行動がとられるのは，私たちは確率に対する自分の主観的評価に自信がもてるかどうか，を基準に選択行動をとっているため，確率をあらかじめ明確にわかっている方が評価に自信がもてると考えるためである

という理由があげられています。このような傾向はあいまい性忌避(ambiguity averse)といわれていて，人間の確率判断のあやふやさの1つの特徴としてあげられています。

(斎藤聖子)

[文　献]

Ellsberg, D.　1961　Risk, ambiguity, and the savage axioms. *Quarterly Journal of Economics*, **75**, 643-669.

繁桝算男　1988　あいまいさの認知における合理性　行動計量学, **16**, 39-48.

第9章
「社会関係」のアセスメントの種類と活用

1 「ソーシャルサポート」のアセスメント

1 ソーシャルサポート・アセスメントの意義

　ソーシャルサポート（social support）の拡充は、ストレス緩衝機能の増強、実利や問題解決、満足感や幸福感を得る機会の増大などの点で、健康心理学的に有用なアプローチである。十分活用されている資源を大事にし、潜在的な資源なら活性化を働きかけ、資源自体が不足していれば新たな獲得を促す。それは治療的・予防的意義に加えて、肯定的な付加価値の供与を含む、幅広い効果をもたらす関わり方である。的確な評価はその第一歩である。アセスメントで本人のもっている援助資源が把握され、関わり方の方針が定められる。問題性の診断のためにも、現象を統合的にとらえようとするならば、個人内要因のみならず個人を取り巻く社会的要因に注目する必要がある。ソーシャルサポートは、その一角をなすヒューマンファクターとして重視され

る。なお介入研究のほか実証的研究や理論的研究でも，目的に合わせたさまざまな測定が工夫されている。

2　ソーシャルサポート・アセスメントの範囲

　ソーシャルサポートを提供する機能をもった対人関係を総称して，ソーシャルサポート・ネットワークと呼ぶ。全体を「対人関係網」として，特定の個人のもっている結びつきを集計し，総合的に評価する。または精神的健康に特に関連するネットワーク部分に焦点をあてて，知覚されたサポートを集中的に測ることもある。

　野口（1998）は，ソーシャルサポートの測定を以下の3つに分けている。
　①社会統合：コミュニティの社会集団への参加形態。友人数，婚姻形態，近所づきあいの量など。
　②ネットワーク：構成メンバー間の結びつきとその間の資源の交流。関係の範囲，均質性，相互性，親密度，援助の量と質など。
　③個人の信頼関係：信頼関係単位の測定。愛着を感じる親しい人からの情緒的サポート。ただし必要以上のサポート供与は，自立を妨げる可能性があるという。

　おおむね，①は外的な基準，②は個人的な基準による統合的な把握の仕方で，③は心理的な関係性中心のとらえ方といえよう。

　使いやすく数も多いのは，ソーシャルサポートの自己評定で，およそ2通りがある。
　①サポートの種類ごとの測定：サポートの種類をいくつかあげ，提供者を書き込んでもらう。
　②サポートの構成員ごとの測定：何らかの意味で重要と思う人をあげ，サポートの程度，衡平性などを評定してもらう。

3　介入実践におけるアセスメント例

　ソーシャルサポートを獲得させる"介入"実践は，健康心理，社会福祉，コミュニティ心理，臨床心理などの領域に多い。田中ら(1996)によれば，介入研究には"ソーシャルサポートを獲得する"面と，"ソーシャルネットワークを拡充する"面がある。たとえばコミュニティの高齢者で，本人を取り巻く対人関係を段階的に調整していくには，以下のようなアセスメントが考えられるという。

　①ニーズの把握：友人・知人を増やしたいか。
　②ニーズの同定：サポートの不足度，必要な種類。
　③利用可能なサポートシステムの同定：サポート供給源のリストや参加可能なネットワークの情報から，潜在的なサポート資源を認識。
　④ニーズと資源の照合：マッチングして接触ターゲットを決定。
　⑤実施計画：どれに，いつ，どのようにアクセスするか。
　⑥接触の開始：挨拶，訪問などの実施。
　⑦評価・工夫：関係の維持と発展。必要に応じてソーシャルスキル学習なども行う。

プランを視覚化するには，以下を書き込むワークシート方式が効果的だという。

　①サポート供給源マップ：家族や親戚，近隣などとの関係性や，その変化をチェック。
　②サポート種類別一覧表：場合別に援助者をリストアップ。"入院時の世話が頼める（道具的サポート）""心配事の話し相手になってくれる（情緒的サポート）""世間話やお茶の相手（コンパニオンシップ）""地域の情報を教えてくれる（情報サポート）"など，サポートの種類別。
　③サポートシステム一覧表：地域団体，ボランティア，趣味の会な

ど。
　④実施記録：新規の関係や接触強化プラン，経過などを記録。

4　理論的・実証的研究における測定

　サポートの測定レベルを複数設定し，知覚－実行－期待，あるいは予期－現実や必要－供給の差などを測定したものがある。サポートの過多や授受のアンバランス，対人ストレスなど対人関係の否定的側面を含んだ総合評価も試みられている。こうした測定によって，ソーシャルサポートは，対人的な関係性の中で案外と複雑な仕組みを経てやり取りされていることがわかってきている。

2　「人間関係」のアセスメント

　愛情の関係スケール（Affective Relationships Scale：ARS）と絵画愛情の関係テスト（Picture Affective Relationships Test：PART）は，人間関係の中核をなす重要な数人の他者との関係を測定するために高橋（Takahashi, K., 1978～2000）が開発したものである。ARSとPARTは同じ人間関係の理論に準拠するものであり，ARSは中学生から高齢者までに，PARTは質問票形式のARSが使いにくい乳幼児から小学生，そして，超高齢者に対して使用される。すなわち，ARSとPARTとによって生涯にわたる人間関係が記述できるものである。
　ARSとPARTの特徴は人間関係の次の3つの性質を同時に測定するところにある。すなわち，①人間関係は数人の重要な他者（家族，親戚，友人，尊敬する人など）からなる，②重要な他者間では人が果たす数種の心理的機能が分担されている，③個人が自分にとって必要な機能を果たす他者を選んでいるために人間関係には個人差がある，

の3点である。この尺度は，これまでの先行研究がしてきたように，特定の誰か（多くは，それぞれの年齢群でもっとも目立つ人物，たとえば乳幼児期では母親，青年期では友人）や特定の機能（たとえば，母子間の愛着や友だちとの関係）だけを取り上げるのでは，個人の人間関係は十分には理解できないという問題を解決し，人間関係の全体像を記述することを可能にしたものである。

1　愛情の関係スケール（ARS）

項目と実施手続き

　ARSは愛情の要求（他者と情動的に結びつきたいという要求）を，①誰に向けているか，②6つの心理的機能（1．近接を求める，2．情緒的支えを求める，3．行動や存在の保証を求める，4．激励や援助を求める，5．情報や経験を共有する，6．養護する，の6種であり，理論的には1→6の方向に，より存在を支えるという点で周辺的な機能になる）のどれが重要か，③要求の強さはどの程度か（自分にあてはまる程度を5段階［5：そう思う→1：思わない］で評定する）の3要因によって記述する。ARSは愛情の要求を表す12項目からなる質問票形式のスケールである。具体的な項目については次のページの例をを参照されたい。

　12項目について重要な他者であろうと予想される6～8名に対する要求の程度を，人物別に評定させる。評定される重要な他者としては，中学生から大学生であれば，母親，父親，もっとも親しいきょうだい，もっとも親しい同性の友だち，異性の友だちでもっとも好きな人，尊敬する人，そして，この6人のほかに重要な人があればその人，が適当な対象である。また，既婚者であれば，異性の友だちでもっとも好きな人の代わりに配偶者あるいはパートナーについて，また，子どもがいれば子どもについて評定させる。評定では友人一般や，きょうだい全部，子ども全体というような漠然とした人物についてではなく，

ARSの教示と項目の例（母親の場合）

あなたの大切な人について考えてください。

たとえば，両親，きょうだい，祖父母，親戚，友人，恋人，婚約者，尊敬する人など，さまざまな人がいることでしょう。そのような人たちを思い出しながら，これからの問に次のように答えてください。

あなたとあなたにとって大切な人との関係について，あなたの気持ちが（そう思う←→思わない）の5つのうちどれにあてはまるか，あてはまる程度の番号に○をつけて答えてください。

万一，その人が亡くなっている場合でも，あるいは，実在しない場合でも，あなたが「もしもいたら」と想像して答えられるなら，なるべく答えてください。

また，問（SQ）がある場合には，答えてください。

1．あなたと母親との関係について答えてください。

―選択肢―
5　そう思う
4　まあそう思う
3　どちらともいえない
2　あまりそう思わない
1　思わない

1	母親が困っている時には助けてあげたい…………	5　4　3　2　1
2	母親と離れると心に穴があいたような気がするだろう………	5　4　3　2　1
3	母親が私の心の支えであってほしい………………	5　4　3　2　1
4	悲しい時は母親と共にいたい………………………	5　4　3　2　1
5	つらい時には母親に気持ちをわかってもらいたい…………	5　4　3　2　1
6	母親とは互いの悩みをうちあけあいたい…………	5　4　3　2　1
7	母親が困った時には私に相談してほしい…………	5　4　3　2　1
8	自信がわくように母親に「そうだ」といってほしい…………	5　4　3　2　1
9	できることならいつも母親と一緒にいたい………	5　4　3　2　1
10	なにかをする時には母親が励ましてくれるといい…………	5　4　3　2　1
11	母親とは互いの喜びを分かちあいたい……………	5　4　3　2　1
12	自信がもてるように母親にそばにいてほしい……	5　4　3　2　1

そのカテゴリーの中のもっとも重要な特定の誰かを定めて評定させることが重要である。また，実施時間の制約があっても，最低5種の人物について回答させなければ ARS の特徴は活かせない。所要時間は 40〜60 分であり，中学生から高齢者までに適用が可能である。なお，ARS は集団でも実施できる。

分析の方法

ARS では，①人物別の合計得点と，②人物別の心理的機能下位得点，の2種が使える。前者によってもっとも得点の高い人物に注目し，それが誰かによって愛情の関係の型を特定する。たとえば，母親が最高点であれば，母親型という具合にである。そして，後者によって，それぞれの人物がどのような意味で重要であるかが推察できる。

2　絵画愛情の関係テスト (PART)

図版と実施の手続き

質問票形式の ARS の実施が困難な幼児，小学生，さらに，（超）高齢者のために上述の項目を絵で表したものが「絵画愛情の関係テスト：PART」（幼児版：PART-YC，小学生版：PART-SC，高齢者版：PART-EL のそれぞれに女性版，男性版がある）である。PART は ARS と同一理論によっている。すなわち，PART では6つの心理的機能をそれぞれ3枚の図版で表現し，合計18枚で構成される（ただし，PART-YC では「養護したい」という機能を除いた合計15図版で構成されている）。

PART では ARS とは異なり必要とされる他者をあげさせるという方法をとっている。次ページの図版は PART-EL である。各図版の点線部分に「もっともだれが来てほしいか」を問う。

PART-EL の教示と図版の例

Aさんは，誰と一緒にいる時，もっとも安心な気持ちがしますか？［女性版］

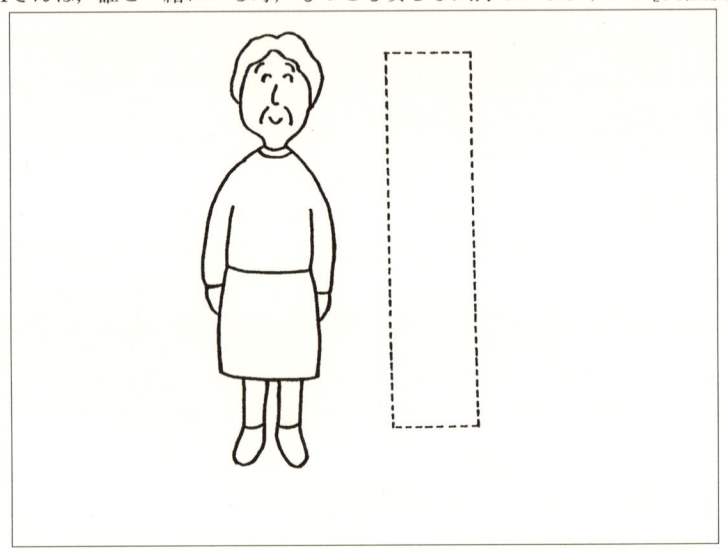

Aさんが，病気の時，だれに，もっともそばにいてほしいですか？［男性版］

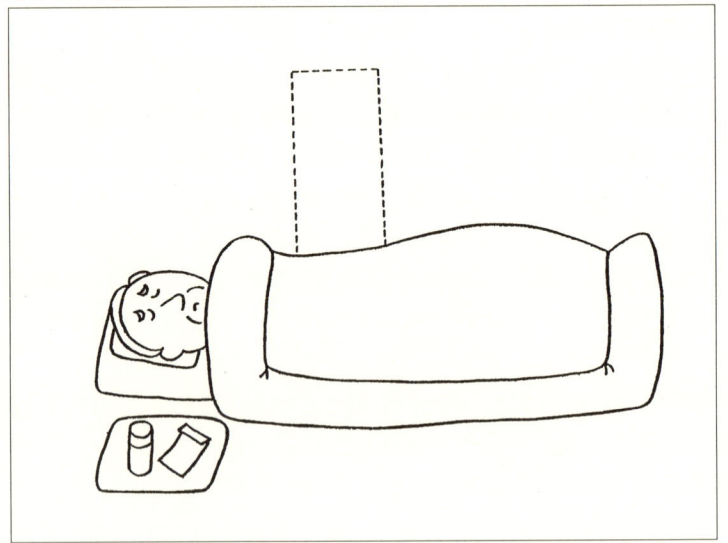

分析について

18（幼児用では15）枚の図版中それぞれの人物が何度あげられたかで、その人に対する要求の強度を測ることができ、また、どの図版であげられたかで心理的機能を推察する。そして、誰が相対的に優勢かによって、愛情の関係の型を特定する。

ARS と PART の信頼性と妥当性

ARS と PART の測定具としての信頼性と妥当性についてはすでに検討され、公表されている。詳しくは文献（高橋, 1973, 2002；Takahashi, 1990, in press；Takahashi & Sakamoto, 2000）を参照されたい。

3 「社会的スキル」のアセスメント

1 社会的スキルとメンタルヘルス，問題行動

社会的スキル (social skills) については、多くの研究者がさまざまな定義をしているが（菊池・堀毛, 1994）、簡潔にいえば「個人と個人の、あるいは集団と個人の相互作用や関係に関連した、適切性と効果性のある技能」（相川ら, 1993）ということができる。そこには、他者とのコミュニケーションを開始しそれを維持する技能や、他者から受容される技能などが含まれる。また、社会的スキルは学習を通して獲得されたものであり、再学習によって変容を促すこともできる。

社会的スキルが欠如していたり、場面に応じて適切に使用できないことによって、不適応状態に陥ったり、問題行動を引き起こすリスクが高まることが指摘されている (King & Kirshenbaum, 1992；Matson & Ollendick., 1988；佐藤ら, 2000)。

たとえば，コイエとクレビール（Coie, J. D. & Krehbiel, G., 1984）は，社会的スキルの欠如している子どもは，ソシオメトリック・テスト（sociometric test）で肯定的指名が非常に少なく否定的指名が多い，仲間から受容されにくい拒否児であることを指摘している。また，佐藤ら（1988）は，ソシオメトリック指名法によって分類された拒否児は攻撃行動や引っ込み思案行動が顕著に認められ，いずれも仲間との相互作用に必要な社会的スキルが欠如していることを指摘している。社会的スキルとメンタルヘルスとの関連性については，たとえば嶋田ら（1996）は，社会的スキルは児童の学校ストレスの緩衝効果があることを報告している。

　また，戸ヶ崎ら（1997）は，中学生の社会的スキルは"関係参加行動""関係向上行動""関係維持行動"から構成されており，関係参加行動が著しく低い生徒は，学校における友人関係や学業に関して強いストレスを感じていることや，社会的スキルのバランスがとれている生徒はストレス症状の表出が低いことを報告している。このように，不適応状態にある子どもや攻撃行動や引っ込み思案行動などの問題行動を示す子どもは，社会的スキルの欠如が原因となっている場合が少なくない。したがって，そのような子どもの適応状態や問題行動を改善していくためには，教師または親評定による社会的スキル尺度，あるいは自己評定の社会的スキル尺度を適宜用いて，その子どもに欠けているスキルを査定し，社会的スキル訓練（Social Skills Training：SST）に結び付けていく必要があろう。

2　社会的スキルのアセスメント

　子どもの社会的スキルのアセスメント法として，a．教師，親，または子ども自身による評定，b．教師，親，子どもとの面接，c．行動観察，d．行動的ロールプレイ，e．ソシオメトリックス，があるが（Elliott et al., 1989），ここでは比較的よく用いられている評定尺度に

ついて紹介する。

　子どもの社会的スキルの査定を試みた初期の測度として，マトソン年少者用社会的スキル評価尺度（Matson Evaluation of Social Skills with Youngsters：MESSY；Matson et al., 1983）と教師評定用社会的スキル評定尺度（Teacher Ratings of Social Skills-Children：TROSS-C；Clark et al., 1985）がある。

　MESSYは，"適切な社会的スキル"と"不適切な社会的スキル"の2つのカテゴリーからなる教師評定用質問項目（64項目）と，"適切な社会的スキル""不適切な主張性""衝動性／手に負えない行動""自信過剰の行動""嫉妬深さ／引っ込み思案"の5つのカテゴリーからなる自己報告用質問項目（62項目）で構成されている。

　TROSS-Cは，子どもの社会的行動の出現頻度を教師が評定するものであり，"学業達成""社会的働きかけ""協調性""仲間強化"の4因子（計52項目）からなる尺度である。

　これら以外にも，欧米においては，1990年頃から多くの尺度が開発されてきている。表9－1には市販されている代表的な尺度の一部とその特徴を示してある。

　わが国における社会的スキル評定尺度は，信頼性や妥当性について十分検討され，標準化された尺度は数少ない。そのような試みが行われている尺度として，嶋田ら（1996）による「小学生用社会的スキル尺度」や戸ヶ崎ら（1997）による「中学生用社会的スキル尺度」がある。いずれも児童生徒による自己評定尺度であり，項目数も比較的少なく実施が容易である。

　また，一般成人までを対象とした自己評定社会的スキル尺度としては，18項目からなるKiSS-18（Kikuchi's Scale of Social Skill）（菊池・堀毛，1994）もある。

　教師評定用の社会的スキル評定尺度としては，表9－2に示したように「児童用社会的スキル尺度（小学生版）」（磯部ら，2001）がある。これは，TROSS-Cなどを参考にして作成されたものであり，教師が

表9−1 主な社会的スキル評定尺度とその特徴

尺度名	略称	作成者	評定者	適用年齢	項目数	尺度の概要
School Social Behavior Scale	SSSB	Merrell (1993)	教師	幼児〜18	65	主尺度 　社会的コンピテンス, 反社会的行動 社会的コンピテンス下位尺度 　対人的スキル, セルフ・マネジメント, 学業スキル 反社会的行動下位尺度 　敵意−不機嫌, 反社会性−攻撃性, 妨害−強要
Social Skills Rating System	SSRS	Gresham & Elliott (1990)	教師, 親, 子ども	幼児〜18	57	[教師版] 主尺度 　社会的スキル, 問題行動, 学業コンピテンス 社会的スキル下位尺度 　協調性, 主張性, 自己コントロール 問題行動下位尺度 　外面化問題行動, 内面化問題行動, 多動性
Waksman Social Skills Rating Scale	WSSRS	Waksman (1985)	教師	幼児〜18	21	攻撃性, 受動性
Walker-McConnell Scale of Social Competence and Social Adjustment	WMS	Walker & McConnell (1988)	教師	幼児〜12	43	教師に好まれる社会的行動 仲間に好まれる社会的行動 学校適応
The School Social Skills Rating Scale	S³	Brown, et al. (1984)	教師, 親	幼児〜18	40	大人との関係 仲間関係 学校での規則遵守 教室での行動
Social Behavior Assessment Inventory	SBAI	Stephens & Arnold (1992)	教師	幼児〜15	135	主尺度 　環境的行動, 対人的行動, 自己関連行動, 課題関連行動 30の下位尺度

表9-2　児童用社会的スキル尺度(教師評定)

I　社会的働きかけ
　仲間を遊びに誘う
　多くのいろいろな仲間と話をする
　他の人に話しかける
　仲間がしている活動にうまく加わる
　いろいろなゲームや活動に参加する
　ユーモアのセンスがある

II　学業
　教師の手助けが必要な時に，教師が来てくれるまでの時間を有効に使う
　授業中に与えられた課題を指示された時間内にやり終える
　ある活動から別の活動への切り替えが容易である
　授業中仲間が発表していることをよく聞いている
　教師が説明している時に，教師の方を見ている
　勉強道具や学校の備品をきちんと片付ける

III　自己コントロール
　けんかの場面でも感情をおさえる
　仲間と対立した時には，自分の考えを変えて妥協する
　仲間から身体的な攻撃を受けた時は，それに応じず(相手にせず)にその場を離れる
　からかわれたり悪口を言われた時には，無視したり話題を変えたりして対処する

IV　仲間強化
　誰かがあるグループから不当な扱いを受けている時には，そのグループの子どもたちに注意する
　仲間を誉める
　不公平な規則に対して，適切なやり方で疑問を唱える
　仲間が何かを成し遂げた時には一緒に喜ぶ
　他の子どもに好意的な言葉をかける

V　規律性
　ゲームをしている時にルールに従う
　ゲームをしている時に順番を待つ
　悪いことをしたらどうなるかがわかっている
　仲間の持ち物を使う時は許可を得てからにする

(磯部ら，2001)

児童の社会的行動（"社会的働きかけ" "学業" "自己コントロール" "仲間強化" "規律性"の5因子）の頻度を5段階で評定するものである。

　いずれの尺度も，不適応状態や問題行動との関連性の高いことが報告されており，社会的スキルの欠如がそのような問題の予測因子の1つである可能性を示唆するものである。こうした尺度は，SSTを必要とする子どもの抽出やSSTの効果判定，さらには最近少しずつ実践され始めてきた学級集団を対象とした社会的スキル教育（國分ら，1999）の効果判定にも利用可能である。

　しかしながら，自己評定尺度では，回答者の"社会的望ましさ"への志向が得点に偏向をもたらす可能性があるという問題，また教師評定尺度では，評定者である教師間の得点の個人差が大きいという問題があり，今後そのような点に改善を加えていく必要がある。

文献

相川　充・佐藤正二・佐藤容子・高山　巖　1993　社会的スキルという概念について──社会的スキルの生起過程モデルの提唱──　宮崎大学教育学部紀要（社会科学），**74**，1-16.

Brown, L. J., Black, D. D., & Downs, J. C.　1984　*School social skills rating scale.*　New York：Slosson Educational Publications.

Clark, L., Gresham, F. M., & Elliott, S. N.　1985　Development and validaton of a social skills assessment measure：The TROSS-C.　*Journal of Psychoeducational Assessment*, **4**, 347-358.

Coie, J. D., & Krehbiel, G.　1984　Effects of academic tutoring on the social status of low-achieving, socially rejected children.　*Child Development*, **55**, 1465-1478.

Elliott, S. N., Sheridan, S. M., & Gresham, F. M.　1989　Assessing and treating social skills deficits：A case study for the scientist-practitioner.　*Journal of School Psychology*, **27**, 197-222.

Gresham, F. M., & Elliott, S. N.　1990　*The social skills rating system.*　Circle Pines, MN：American Guidance Service.

磯部美良・岡安孝弘・佐藤容子・佐藤正二　2001　児童用社会的スキル尺度の作成　日本行動療法学会第27回大会発表論文集，225-226.

キング C. A.・キルシェンバウム D. S.　佐藤正二・前田健一・佐藤容子・相川　充（訳）　1996　子ども援助の社会的スキル　川島書店
(King, C. A., & Kirschenbaum, D. S.　1992　*Helping young children develop social skills.*　Wadsworth.)
菊池章夫・堀毛一也（編著）　1994　社会的スキルの心理学　川島書店
國分康孝（監修）小林正幸・相川　充（編著）　1999　ソーシャルスキル教育で子どもが変わる（小学校）　図書文化社
マグワァイア L.　小松源助・稲沢公一（訳）　1994　対人援助のためのソーシャルサポートシステム　川島書店
(Maguire, L.　1991　*Social support systems in practice : A generalist approach.*　Washington, DC : National Association of Social Works.)
マトソン J. L.・オレンディック T. H.　佐藤容子・佐藤正二・高山　巖（訳）　1993　子どもの社会的スキル訓練　金剛出版
(Matson, J. L., & Ollendick, T. H.　1988　Enhancing children's social skills : Assessment and training.　New York : Pergamon Press.)
Matson, J. L., Rotatori, A. F., & Helsel, W. J.　1983　Development of a rating scale to measure social skills in children : The matson evaluation of social skills with youngsters (MESSY).　*Behavior Research and Therapy*, **21**, 335-340.
Merrell, K. W.　1993　*School social behavior scales.*　Bradon, VT : Clinical Psychology Publishing Company.
野口京子　1998　健康心理学　金子書房
佐藤正二・佐藤容子・岡安孝弘・高山　巖　2000　子どもの社会的スキル訓練——現況と課題——　宮崎大学教育文化学部紀要（教育科学），**3**, 81-105.
佐藤正二・佐藤容子・高山　巖　1988　拒否される子どもの社会的スキル　行動療法研究，**13**, 126-133.
嶋田洋徳・戸ヶ崎泰也・岡安孝弘・坂野雄二　1996　児童の社会的スキル獲得による心理的ストレス軽減効果　行動療法研究，**22**, 9-20.
Stephens, T. M., & Arnold, K. D.　1992　*Social behavior assessment inventory : Professional manual.*　Odessa, FL : Psychological Assessment Resources.
高橋惠子　1973　女子青年における依存の発達　児童心理学の進歩，**12**, 255-275.
Takahashi, K.　1978〜2000　Manual of PART (Picture Affective Relationships Test).　Unpublished manuscript.
Takahashi, K.　1990　Affective relationships and lifelong development.　In

P. B. Baltes, D. L. Featherman, & R. M. Lerner (Eds.), *Life-span development and behavior*. Vol. 10. Hillsdale, NJ : Erlbaum. Pp. 1-27.

Takahashi, K., & Sakamoto, A. 2000 Assessing social relationships in adolescents and adults : Constructing and validating the Affective Relationships Scale. *International Journal of Behavioral Development*, **24**, 451-463.

Takahashi, K. (in press). Patterns of close relationships across the life span : Affective relationships types. In F. R. Lang & K. L. Fingerman (Eds.), *Striving toward the other* : *Lifespan psychology of social relationships*.

高橋惠子 2002 生涯にわたる人間関係の測定——ARS と PART について——聖心女子大学論叢, **98**, 100-131.

田中宏二・田中共子・兵藤好美 1996 ソーシャル・サポート・ネットワークの視点と方法論 岡山大学教育学部研究集録, **102**, 1-13.

戸ヶ崎泰子・岡安孝弘・坂野雄二 1997 中学生の社会的スキルと学校ストレスとの関係 健康心理学研究, **10**, 23-32.

Waksman, S. A. 1985 *The waksman social skills rating scale*. Portland, OR : ASIEP Education.

Walker, H. M., & McConnell, S. R. 1988 *The Walker-McConnell scale of social competence and school adjustment*. Austin, TX : Pro-Ed.

《topics》
❖WHOのICD-10

　ICD（International Classification of Diseases：国際疾病分類）の歴史は古く，ベルギーのブリュッセルで開催された1853年の第1回国際統計会議において，世界の国々に受け入れられる死因に関する統一的疾病用語集を作成するという議決にさかのぼります。これは，1893年にシカゴで開催された国際統計協会の会議で，国際死因分類（International Classification of Causes of Death）として採択され，こうした分類が世界の多くの国々で用いられるきっかけとなりました。さらに1900年8月，パリで26か国が参加して，第1回の死因分類の改訂に関する国際会議が開かれ，以降1909年，1920年，1929年，1938年とほぼ10年ごとに修正が加えられてきました。

　第6回からはWHO（World Health Organization：世界保健機関）の所轄となり，1948年7月のWHO第1回保健総会において修正国際疾病・傷害および死因統計分類が採択されました。さらに1955年，1965年，1975年と改訂を重ね，1990年5月のWHO総会においてICD-10が可決採択され，その第1巻が"International Statistical Classification of Diseases and Related Health Problems, Tenth Revision, Volume 1"（英語版・フランス語版）として出版されました。ICD-10は，国際的に統一された共通の基準に従って疾病などの分類や比較を行うことが可能となるという意義をもっています。ICD-10の構成は，以下の21章の大分類からなっており，分類コードは，A-Zと2桁の数で表されています。

　Ⅰ．感染症および寄生虫症（A00-B99）
　Ⅱ．新生物（C00-D48）
　Ⅲ．血液および造血器の疾患ならびに免疫機構の障害
　Ⅳ．内分泌，栄養および代謝疾患（E00-E90）
　Ⅴ．精神および行動の障害（F00-F99）
　Ⅵ．神経系の疾患（G00-G99）
　Ⅶ．眼および付属器の疾患（H00-H59）
　Ⅷ．耳および乳様突起の疾患（H60-95）
　Ⅸ．循環器系の疾患（I00-I99）
　Ⅹ．呼吸器系の疾患（J00-J99）
　Ⅺ．消化器系の疾患（K00-K93）
　Ⅻ．皮膚および皮下組織の疾患（L00-L99）
　ⅩⅢ．筋骨格系および結合組織の疾患（M00-M99）

XIV. 尿路性器系の疾患（N00-N99）
XV. 妊娠，分娩および産褥（O00-O99）
XVI. 周産期に発生した病態（P00-P96）
XVII. 先天奇形，変形および染色体異常（Q00-Q99）
XVIII. 症状，徴候および異常臨床所見・異常検査所見で他に分類されないもの（R00-R99）
XIX. 損傷，中毒およびその他の外因の影響（S00-T98）
XX. 傷病および死病の外因（V01-Y98）
XXI. 健康状態に影響を及ぼす要因および保健サービスの利用（Z00-Z99）

（長田久雄）

［文　献］
中根允文・岡崎祐士　1994　ICD-10「精神・行動の障害」マニュアル　医学書院

第10章
アセスメントにおける倫理的諸問題

1 健康心理アセスメントの倫理的問題

　健康心理アセスメントにおいて倫理的な問題はきわめて重要である。個人あるいは集団のさまざまな特徴に関する"情報"を扱い，対象者との間の人間関係やコミュニケーションが関わってくるため，常に倫理の問題はアセスメントに携わる人が念頭におきながら種々の現場で仕事をしていくことが大切である。
　わが国ではまだ，倫理の問題は具体的なケース（事件）が水面下に隠れている場合が多く，法律的な訴訟になったり，損害賠償の問題が起こったりすることはそれほど多くないのが現状である。
　しかし，多くの心理学関係の学会が認定しているいわゆる"心理士"の資格についてみると，「倫理綱領」を資格認定の諸規則の一部として制定しているところは多い。また，心理学関係の学会（たとえば社団法人日本心理学会や日本発達心理学会，日本心理医療諸学会連合など）が独自の倫理綱領を定めている場合もある。
　一方外国の状況をみてみると，やはりアメリカ合衆国とくにアメリ

表10-1 Relevant Ethical Cases Opened in 1992 (APA)

Category	% of cases
Dual relationships	
Sexual	21%
Nonsexual	11
Inappropriate professional practice	
Practice outside competence	3
Confidentiality	6
Inappropriate follow-up/termination	2
Test misuse	5
Insurance/Fee problems	6
Inappropriate public statement	
False, fraudulent, or misleading	6

カ心理学会(American Psychological Association : APA)では1953年に『Ethical Standard of Psychologist』を出版して以来，1990年までに8冊もの倫理綱領を出版している。そして1992年には『Ethical Principles of Psychologists and Code of Conduct』が出版された。これは日本心理学会から『サイコロジストのための倫理綱領および行動規範』として翻訳出版されている（冨田・深澤訳，1996）。

要するにアメリカでは現実に倫理問題に関わる事件やケースが数多く起こっており，社会的な問題にもなっているのである。表10-1は1992年にAPAにより明らかにされた具体的な倫理問題である。

心理検査はアメリカでは日本と比べものにならないくらい数多く作成され，それが臨床や保健，司法，矯正，産業といったさまざまの場面で活用されている（Mental Measurement Year Book, 1991）。

このような状況を考えると，アメリカでは日本の土壌とは異なったものが当然推測される。つまり，アセスメント法を使用する場面やカウンセリングなどの臨床の場面で心理検査や，カウンセラーやカウンセリーの人間関係に関わる倫理問題が生起するのはむしろ当然のことといえよう。たとえば，セクシャルな問題で訴訟が起こるケースは少なくないのである(Clinical Health Psychology in Medical Settings : A Practitioner's Guidebook, 1995)。

2 健康心理アセスメントに携わる者の倫理的課題

　健康心理アセスメントの仕事に携わる者が順守しなければならない倫理的課題は次の4つに要約されよう(詳しくは表10－2，表10－3，表10－4に各種の綱領を示しておいたので参照されたい)。

①プライバシーの保護に留意すること。とくにアセスメントの対象者に関わるさまざまな情報についてプライバシーの侵害をしないこと，個人的な秘密事項を守るということである。

②アセスメントのデータの管理をきちんと行うこと。とくにコンピュータによる大量一括採点が行われるような場合は，そのデータが散逸しないようにきちんと管理し，保存しなければならない。

③アセスメント法を対象者に実施するときは十分に対象者に説明を行い，実施や記録についての同意を求めなければならない(説明と同意)。

④アセスメントの結果は，対象者に求められたときには知らせなければならないし，対象者はそれを知る権利をもっている。その権利は十分に尊重されなければならない。ただし，アセスメントの結果をフィードバックするときは，きわめて慎重に行わなければならない。フィードバックすることによるデメリットをよく考えること。必要最低限のことだけをフィードバックすることも場合によっては必要となろう。

　このほかに倫理問題としては，アセスメント法のユーザーのみならずその作成者，著作者，出版社が守らなければならないこともある。APAその他が規定している倫理綱領には，この点に関する諸規定も定められている。

表10－2　日本心理学会「認定心理士」倫理綱領

前文
　社団法人日本心理学会が認定する「認定心理士」資格の取得者（以下認定心理士）は，すべての人間の基本的人権を認め，これを侵さず，人間の自由と幸福の追求の営みを尊重し，その福祉と保護に留意し，心理学における学術的活動および実践的な活動にたずさわる。このため，認定心理士は，心理学の専門家としての自覚を持ち，自らの行為に対する責任を持たなければならない。そして他者がこのような規準を侵したり，また自らの行為が他者によって悪用されることを黙認してはならない。
　以上の主旨に基づき以下の条項を定める。

1．責任の自覚
　　認定心理士は自らの研究・実践活動が個人や社会に対して影響のあることを自覚し，自らの活動は個人の幸福と福祉及び社会への貢献をめざしたものでなければならない。また，専門家としてのみでなく，一市民としての道義的責任を自覚しなければならない。そのためには常に自己の限界を知り，自己研鑽に勤めると同時に，資質と技能の向上を図り，職務の遂行に当たらなければならない。
2．人権の尊重
　　認定心理士は研究・実践活動と対象に対して，常にその尊厳を尊重しなければならない。
　1）認定心理士の活動は，自己都合，自己満足などのために行ってはならない。
　2）認定心理士は専門家としての知識，技術を不当に誇示してはならない。
　3）認定心理士は対象者との間に，職務遂行上社会通念にもとる関係をもってはならない。
　4）認定心理士はその職務の遂行にあたっては，適切な場所，時間で行わなければならない。

5）認定心理士は専門職として知り得た資料やデータ管理には，細心の注意を払わなければならない。また対象者の生命の危険等，緊急な事態にあると判断される時以外，職務を通じて知り得た事項を不当にもらしてはならない。やむを得ない場合でも対象者ないしは保護者（同伴者などを含む）の同意を得ることに努力を払わなければならない。

6）精神的・身体的危害を加えることをしてはならない。

7）その職務上の報酬は，適正でなければならない。

3．説明と同意

認定心理士は，実験，調査，検査，相談，臨床活動などを行うとき，その対象者に対してその活動について充分な説明をし，文書又は口頭で同意を得なければならない。

1）認定心理士は，その業務の遂行にあたって，クライエントあるいは実験参加者の理解と了解（インフォームド・コンセント）を得なければならない。

2）あらかじめ説明を行うことができない場合には，事後に必ず充分な説明をする。

3）対象者が判断できない場合には，対象者に代わり得る責任のある者の判断と同意を得る。

4）対象者の意志で参加を途中で中断あるいは放棄できることを事前に説明する。

5）認定心理士はその活動の際，他の専門職などの援助を必要とするような対象者については，対象者ないしは保護者（同伴者などを含む）の同意を得て，速やかに，適切な専門職ないしは専門機関に委嘱あるいは紹介し，協力を求めなければならない。

4．守秘義務と公表に伴う責任

認定心理士は職務上得られた情報については厳重にこれを管理し，みだりに他に漏らしてはならない。また情報は，本来の目的以外に使用してはならない。公表に際しては，専門家としての責任を自覚して行わなければならない。

1) 認定心理士は，研究発表にあたり実験参加者やクライエントの同意を得なければならない。あるいは，実験参加者，クライエントが特定出来ないような方法を講じなければならない。
2) 個人のプライバシーを侵害してはならない。
3) 研究のために用いた資料等については出典を明記する。
4) 共同研究の場合，公表する際には共同研究者の権利と責任を配慮する。
5) 公的発言・広告・宣伝などで，社会に向けて公表する場合には，心理学的根拠に基づいて行い，虚偽や誇張のないようにする。

5．罰則

　　認定心理士はこの倫理綱領を十分に理解し，違反することがないように相互の間で常に注意しなければならない。認定心理士がこの倫理綱領に反する行為を行ったときには，倫理委員会の調査の結果，資格剥奪，除名を含む処分の対象となることもある。

附則1　この規程は2001年11月15日より施行する。
附則2　本細則の改正は，理事会の承認を得るものとする。

現在は，公益法人日本心理学会倫理規程として倫理上の指針が示されている。
新しい倫理規程は日本心理学会のWebサイトで閲覧できるので，参照されたい。

表10-3　日本心理医療諸学会連合（UPM）倫理綱領

　心理医療諸学会連合は，心理学と医学における，諸学会間の相互理解と学術的交流を深め，総合的発展を図ることを目的とするものである。本連合は，その目的を実現するための諸活動を行うにあたって，人間の心身の健康の向上と維持を第一に考え，人間の本質的人権を認め，自由と幸福の追求の営みを尊重しなければならない。

　上記の趣旨に基づき，以下の条項を定める。

1．社会的責任の自覚
　　心理医療諸学会連合(以下本連合と称する)は，自らの活動が社会に与える影響を十分に認識し，個人の幸福と福祉，社会への貢献を目指して，常に努力しなければならない。
2．人権の尊重
　　本連合は，個人のプライバシーを侵害しないように，また，常に個人の尊厳を尊重すべく，十分に配慮しなければならない。
3．社会的規範の遵守
　　本連合は，自らの活動が法や道徳を逸脱しないように十分に留意し，常に良心に基づいて活動を行わなければならない。
4．情報・資料の管理
　　本連合は，収得した情報や資料については，これを厳重に管理し，みだりに他に漏らしたり，本来の目的以外に使用してはならない。
5．公開・公表に伴う責任
　　本連合は，収得した情報や資料を社会に向けて公開・公表する場合は，学術研究団体としての立場を十分に自覚し，虚偽や誇張のないよう十分に配慮し，その権利と責任を明確にしなければならない。

表10-4　受検（験）者の権利の保護

【規準16.3】
　受検(験)者の個人名がわかるテスト結果は，法律の請求のない限り，受検(験)者またはその正当な代理人の同意なくしては，いかなる個人，組織へも提供してはならない。個人名がわかるテスト得点は，ある特定の場合で，合法的，専門的な関心を持つものにのみ利用可能とすべきである。

【規準16.5】
　データファイルに保存したテスト結果のデータは，不正な漏洩に対して十分に保護しなければならない。タイム・シェアリングのネットワーク，データバンク，その他の電子情報システムの利用は，機密の保持が十分に保証されている状況に限るべきである。

（アメリカ心理学会「教育・心理検査法のスタンダード」より抜粋）

文　献

上里一郎(監修)　1993　心理アセスメントハンドブック　西村書店
赤木愛和・池田　央(監訳)　1993　教育・心理検査法のスタンダード　図書文化社
アメリカ心理学会　冨田正利・深澤道子(訳)　1996　サイコロジストのための倫理綱領および行動規範　日本心理学会
　(American Psychological Association　1992　Ethical priciples of psychologists and code of conduct. *American Psychologist*, **47**, 1597-1611.)
浅井邦二・稲松信雄・上田敏晶・織田正美・木村　裕・本明　寛　1977　図説心理学入門　実務教育出版
藤土圭三・中川賢幸・宇賀勇夫・小林俊雄(編)　1987　心理検査の基礎と臨床　星和書店
堀　洋道・山本真理子・松井　豊(編)　1994　心理尺度ファイル　垣内出版
松原達哉(編)　1997　心理検査法入門　日本文化科学社
日本発達心理学会(監修)　古澤頼雄・斎藤こずゑ・都築　学(編)　2000　心理学・倫理ガイドブック　有斐閣
日本健康学習研究会(編)　1999　健康心理アセスメント基本ガイド　健康心理・教育学研究，**5**(1).

日本健康心理学会(編)　1997　健康心理学辞典　実務教育出版
日本心理学会(編)　1996　心理の資格　心理学ワールド, **6**, 4-20.
野口京子　1999　健康心理学　金子書房
渡部　洋(編著)　1993　心理検査法入門　福村出版

《*topics*》
❖ **プラシーボ効果**（placebo effect）

　私たちはいつも健康でありたいと思っています。しかし，そうもいかないことがあり，不規則な生活を続けていたりすると，身体の調子が悪くなったり，病気になったりすることがあります。そのようなときの対処法として，薬局で薬を買って服用し，病気が治るまでしばし静養します。私たちは，薬がどのようにして病気に効くのか十分に理解しているわけではありませんが，なんらかの治療効果があると信じて，薬を飲んでいるのです。通常，薬を飲んである程度の時間が経つと，徐々に病状が回復していきます。そして健康な状態に戻れば，薬が効いたと考えるのです。

　しかし，面白いことに，薬理効果のない偽の薬を飲んでも，薬を飲んだという心理的な安心感などから，本当の薬を飲んだときと同じように病状が回復するということがあります。このような現象のことを"プラシーボ効果"と呼んでいます。まさに"病は気から"ということわざを示唆するような現象です。

　プラシーボという言葉は日本語では"偽薬"と訳されています。この言葉の語源はラテン語に由来するといわれていて，"喜ばせる"という意味があります。必要でもない薬を欲しがる患者を喜ばせるための薬理効果のない気休めの薬ということのようです。通常，乳糖や澱粉，生理食塩水などがプラシーボとして使われています。

　プラシーボ効果は，薬理効果のないプラシーボが，なんらかの心理的な作用により症状の変化をもたらすことであり，通常，症状の改善や病気からの回復のような望ましい変化のことをいいます。たとえば「この薬は痛みによく効きますよ」といわれて，本当の薬と外見をそっくりにつくったプラシーボを飲んで，痛みが軽減したり，なくなったりすることがあります。この場合は，鎮痛効果がプラシーボ効果ということになります。

　それでは，なぜプラシーボ効果がみられるのでしょうか。医学が進歩した現在でも，そのメカニズムはまだはっきりしていませんが，2つのモデルが有力であるといわれています。その1つは"期待モデル"であり，特定の状況で，このようになってほしいと強く期待することにより，本来の予測されうる結果とは異なる，期待に即した結果が生じるというものです。もう1つは"条件づけモデル"であり，偽薬ではあるが，薬を飲むということが一定の条件づけとなり，本当の薬を飲んだときと同じような効果を生じさせるというものです。

〈安藤孝敏〉

索　引

[あ]

IQ　6, 38
ICD-10　16, 189
愛情の関係スケール(ARS)　176
愛情の要求　177
アイゼンク・パーソナリティ検査(EPQ)　139
AxisIV　122
アセスメント　3, 61, 91
アセスメントデータ　92
アセスメントのデータの管理　193
アセスメント法　4, 61, 192
Assets　165
アメリカ心理学会(APA)　191
アメリカ精神医学会　14
アラメダ郡研究　10
EAT　162
EORTC　102
生き方尺度　157
ECGS(多施設共同研究)　107
痛みの測定　143
痛みの体験　143
痛みの評価指数(PRI)　149
EDI　162
EPQ　94, 139
インフォームド・コンセント　28, 83, 195
WISC　38
ウェルシュ不安尺度(WAS)　138
ウェル・ビーイング　74, 80, 116
ARS　176, 179
HIT　96
HSAプロフィール　99

SIP　99
SRRS　117, 123
SAM　163
SST　128, 134, 182, 186
SF-36　35, 99, 103
SCL-90　160
SCT　84
STAI　131, 138
STAXI　138
SDS　142
FLIC　102
MAS　45, 138
MMPI　45, 71, 93, 117, 139, 160
MOS36-Item Short-Form Health Survey　35, 103
MBI　136
MPI　93
LOC　100, 167
LOT　96
LCU得点　117
エルスバーグの壺　170

[か]

絵画愛情の関係テスト(PART)　176, 179
解釈・評価・診断のプロセス　84
介入　4, 13, 162, 175
学習理論　76
過食状況効力感尺度(SAM)　163
環境ストレス因のアセスメント　20
観察法　41
換算点　6
間接的アセスメント　91

記述式　64
基準(criterion)　65, 68
基準(norm)　82
基準関連妥当性　65, 97
Kiss-18　183
帰属スタイル質問紙(ASQ)　96
規範的得点　68
教師評定用社会的スキル評定尺度(TROSS-C)　183
虚偽発見尺度　93
虚血性心疾患(IHD)　106
QALY　99
QOL　101, 159
QOLI　105
QOLアセスメント　101
キレる　127, 133
勤労者のストレス調査票　120
クオリティ・オブ・ライフ(QOL)　101
クーダー・リチャードソンの公式　63
月経周期　31
化粧療法　42
健康関連QOL　35, 97, 102
健康関連QOL尺度　102
健康習慣　10, 22, 28, 156
健康状態指標(indexHSA)　98
健康状態プロフィール(HSAprofile)　99
健康心理アセスメント　3, 80
健康心理アセスメントの意義　4
健康心理学における研究活動　12
健康心理学における臨床活動　13
健康心理学の目標　11
健康心理臨床　78
健康日本21　23
現在の痛みの強さ(PPI)　149
顕在性不安検査(MAS)　138
検査法　48
構成概念妥当性　66

構造化面接(SI)　37, 107
行動観察(法)　128, 134, 182
行動的QOL　104
行動変容のステージ理論　163
項目応答理論　67
項目特性曲線　67
項目分析　66
国際疾病分類(ICD)　16, 189
個人間差異　5
個人内差異　5
子どもの情緒分化発達説　42
コーネル健康調査表(CMI)　141
コーピング　94, 126
コーピングスキル　127, 131, 134
コーピングスタイル　127
コントロール認知(HLC)　100
コンバージェントな因果関係　18
コンフリクト尺度　46

[さ]

サイコロジストのための倫理綱領および行動規範　192
GHQ　122
CSRE　122
CMI　141
自記式質問紙法　165
刺激希求性　167
Jenkins Activity Survey(JAS)　107
JCBS scale C　108
質問紙法　45, 85, 93
児童用社会的スキル尺度　183
社会・環境レベルのアセスメント　21
社会的再適応評価尺度(SRRS)　117
社会的スキル　181
社会的スキル教育　186
社会的スキル訓練(SST)　182
社会的スキル評定尺度　183

社会的スキルのアセスメント法　182
集団準拠　68
主観的幸福感　100, 159
主観的認知　97
小学生用社会的スキル尺度　183
状態・特性怒り表現検査(STAXI)　138
状態・特性不安検査(STAI)　131, 138
食行動　158, 164
食行動のアセスメント法に関するハンドブック　159
食習慣　140, 155, 158
職場環境　29
職場生活ストレッサー　120
職務関与度　29
職務満足度　29
神経性大食症　162
神経性無食欲症　162
神経心理学的アセスメント　18
信号検出理論(SDT)　147
身体活動セルフエフィカシー　35
信頼性　62, 82, 138, 181, 183
信頼性係数　63
心理アセスメント　73, 76
心理学的アセスメント　14
心理検査法　4, 6
心理査定　76
心理社会的ストレス　123
心理社会的ストレッサー　115
心理診断過程　84
心理的ストレス　116
心理的ストレス因のアセスメント　21
心理統計　73
心理臨床　73
STAI　131, 138
STAXI　138
ストレスコーピング　134
ストレス度の評定　117

ストレッサー　115, 135
生育史　127
生活習慣病　10, 22, 164
生活の質(QOL)　101, 159
生活の質の向上　35, 80
生活変化ユニット(LCU)得点　117
精神疾患の診断・統計マニュアル(DSM-IV)　14
精神生理学的アセスメント　18
精神分析的パーソナリティ理論　76
生態システムモデル　78
西部共同研究(WCGS)　106
生物学的アセスメント　14
生理心理社会モデル　12
世界保健機関(WHO)　101, 189
摂食障害　159, 162
摂食障害のアセスメント法　162
摂食抑制　159, 162
折半法　63
セルフエスティーム　167
相関係数　63
測定　61
ソシオメトリック・テスト　182
ソーシャルサポート　13, 173
ソーシャルサポート・ネットワーク　174
ソーシャルサポートの自己評定　174
ソーシャルサポートの測定　174
ソーシャルスキル　175
ソーシャルスキル・トレーニング(SST)　128
素点　68

[た]

体格指数(BMI)　158
大学生用生活体験尺度　122
対人関係コーピング　130
タイプA行動パターン　106

タイプAの特徴　106
タイプB　106
多施設共同研究(ECGS)　107
多肢選択式　64, 66
妥当性　64, 82, 181, 183
妥当性尺度　71
WISC　38
WHO　97, 101, 189
WHO/QOL-26　102
WAS　138
WCGS　106
中学生用社会的スキル尺度　183
調査　53
直接的アセスメント　91
TROSS-C　183
TEG　96, 131, 134
DEBQ　162
TAT　84, 95, 128
DSM-IV　14, 122, 162
デイリーハッスルズ　116, 122
テストバイアス　82
テストバッテリー　81
テスト理論　73, 76
投影法　45, 91, 95
疼痛刺激　145
ドメスティック・バイオレンス(DV)　31

[な]

内的整合性　63, 138
内容的妥当性　65
7つの健康習慣　10, 156
日常生活動作(ADL)の測定　100
日常的高揚　122
日本心理学会　192
乳癌　31, 54
認知スタイル質問紙(CSQ)　96
認定心理士　194

[は]

バス・ダーキー敵意目録(BDHI)　139
パーソナリティ　90
パーソナリティのアセスメント　13, 91
パーソナリティ理論　73
パラレルな因果関係　18
バーンアウト　135
バーンアウト尺度(MBI)　136
半構造化面接　39
反応スタイル質問紙(RSQ)　96
PART　176, 179
P-Fスタディ　128, 133
BMI　158
非行少年　126, 129, 134
非行・犯罪臨床　127, 130, 134
非構造化面接　40
ビジュアル・アナログ・スケール(VAS)　148
ビジュアル・ペイン・スコア(VPS)　148
被測定反応　146
肥満　161
標準得点　6, 68
標準偏差　68, 87
表面的妥当性　69
不安尺度質問表(ASQ)　138
プライバシーの保護　193
プラシーボ効果　200
プリシード・プロシードモデル　80
ブレスロー生活習慣調査票　156
平均水準　6
併存的妥当性　65
Health Locus of Control 尺度　100
偏差値　68, 87
ポジティブ・サイコロジー　105
ボディイメージ　159, 161

[ま]

マーク・シート方式　64
マトソン年少者用社会的スキル評価尺度
　（MESSY）　183
診立て　74, 76
見立て　74, 76
ミネソタ多面人格目録(MMPI)　71, 139
むちゃ喰い障害(BED)　162
面接法　37, 91
メンタルヘルス　140, 182
目標準拠　68
MOS36-Item Short-Form Health
　Survey　35, 103
モーズレイ性格検査(MPI)　93
モチベーション　29

[や]

矢田部・ギルフォード性格検査　94
夜間摂食症　162
抑うつ　141
抑うつ尺度　47
予測的妥当性　65, 107

[ら]

ライフイベンツ　116, 122
ライフスタイル　74, 80, 155
ライフスタイル・インデックス　157
Life Change Inventory　122
ラポール　83
リスク行動　164
リスクテイキング行動　164
リラクセーション　126
臨床心理学におけるアセスメント　14
倫理綱領　191, 193
レシプロカルな因果関係　18
ローカス・オブ・コントロール(LOC)
　100, 167
ロールシャッハ・テスト　38, 84, 91, 95,
　128, 160
論文式　64

[わ]

YRBS　165
Y-G性格検査　94

| 健康心理アセスメント概論 | 健康心理学基礎シリーズ② |

2002年6月10日　　第1版第1刷発行
2013年2月25日　　第1版第8刷発行

編　　者　　日本健康心理学会
発 行 者　　池　澤　徹　也

発 行 所　　㈱実務教育出版
　　　　　　東京都新宿区新宿1-1-12　〒163-8671
　　　　　　電話　（編集）03-3355-0921
　　　　　　　　　（販売）03-3355-1951
　　　　　　振替　00160-0-78270

組　版　　株式会社 タイプアンドたいぽ
印　刷　　壮光舎印刷 株式会社
製　本　　株式会社 ブックアート

乱丁・落丁は本社にておとりかえいたします。

©2002　　検印省略　　ISBN 978-4-7889-6092-3 C3011　　Printed in Japan